DE L'INTERVENTION CHIRURGICALE

DANS LES

TUBERCULOSES DU REIN

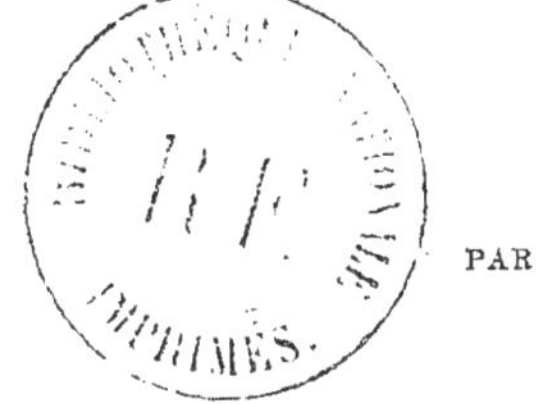

PAR

Le Dr Eugène VIGNERON

Ancien interne des hôpitaux de Lille et de Paris
et du Service chirurgical de Gynécologie de la Maternité

PARIS

G. STEINHEIL, ÉDITEUR

2, RUE CASIMIR-DELAVIGNE, 2

1892

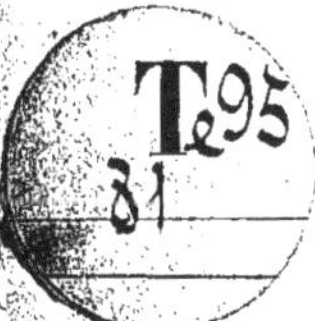

DE L'INTERVENTION CHIRURGICALE

DANS LES

TUBERCULOSES DU REIN

IMPRIMERIE LEMALE ET Cie, HAVRE

DE L'INTERVENTION CHIRURGICALE

DANS LES

TUBERCULOSES DU REIN

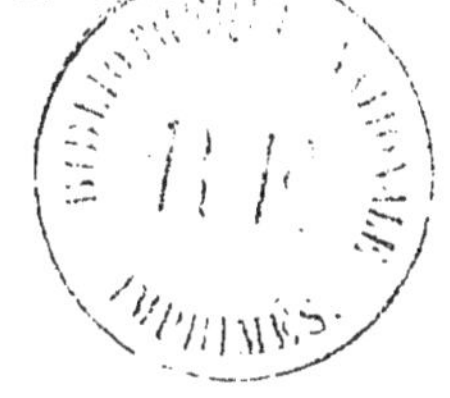

PAR

Le Dr Eugène VIGNERON

Ancien interne des hôpitaux de Lille et de Paris
et du Service chirurgical de Gynécologie de la Maternité

PARIS

G. STEINHEIL, ÉDITEUR

2, RUE CASIMIR-DELAVIGNE, 2

1892

DE L'INTERVENTION CHIRURGICALE

DANS LES

TUBERCULOSES DU REIN

INTRODUCTION

Du premier travail de Bayle, au début de ce siècle, sur la tuberculose rénale, des premières constatations anatomo-pathologiques de Rayer sur la forme primitive, à la question de l'intervention chirurgicale, beaucoup, pour ne pas dire tout, restait à faire et il semblait qu'avant longtemps on ne dut pas arriver à attaquer la tuberculose des reins. Et cependant, grâce, en grande partie, aux travaux de M. le professeur Guyon et de l'école de Necker, entrepris depuis 25 ans, sur l'évolution clinique et la symptomatologie de cette affection, grâce à la découverte du bacille de Koch, qui permet d'affirmer le diagnostic, grâce au travail de Durand-Fardel montrant la localisation primitive des bacilles dans le rein, et aux expériences d'Albarran venant donner la preuve de la tuberculose secondaire, grâce enfin à l'essor donné à la chirurgie rénale depuis la première néphrectomie faite à Heidelberg en 1869, par G. Simon, la question de la tuberculose rénale semble aujourd'hui à la veille d'être résolue au point de vue chirurgical. Elle est dans tous les cas définitivement entrée dans la voie pratique et ses grands points sont établis.

Ce chapitre de la chirurgie rénale n'a cependant jamais été complètement traité : seuls, les plus récents traités de chirurgie, français ou étrangers, commencent à ébaucher la question, sur laquelle on trouve aussi, incidemment, quelques indications dans plusieurs monographies allemandes. La tuberculose du rein n'a pas encore donné lieu à un travail d'ensemble.

Aussi, bien que nous occupant plus spécialement de l'intervention, avons-nous cru, dans une première partie de notre travail, devoir entrer dans des considérations accessoires sur l'anatomie pathologique, l'expérimentation et la symptomatologie. Ces considérations paraîtront plus longues que nous n'aurions voulu nous-même et que ne comporte peut-être le titre du sujet. Notre excuse est dans la pauvreté des travaux antérieurs, dans la nécessité de bien connaître les lésions pour savoir ce qu'on peut et doit faire contre elles, d'avoir la démonstration des différentes formes de la tuberculose rénale pour légitimer l'ablation du rein, de bien connaître enfin l'évolution clinique de la maladie pour arriver à la diagnostiquer.

Dans la seconde partie, nous nous sommes attaché à tirer des interventions antérieures l'enseignement qu'elles comportent et à chercher sans parti pris les causes pouvant expliquer les insuccès. Les trouvant, pour pas mal de cas, dans l'insuffisance de diagnostic, nous croyons avoir fait œuvre utile en insistant sur cette question du diagnostic et en montrant la valeur de la cystoscopie, crue, trop généralement encore, plus théorique que pratique, valeur dont nous avons pu nous convaincre par nous-même en voyant les renseignements qu'elle donne sur l'état exact de la vessie et du second rein. Dans un dernier chapitre nous nous sommes appliqué à donner des indications opératoires qui n'existaient pour ainsi dire pas encore ou qui n'avaient été qu'esquissées, et à rechercher quels étaient les procédés qui semblaient le mieux s'appliquer aux cas particuliers.

Nous n'avons pas la prétention d'avoir établi des règles absolues et définitives, les faits sont encore trop peu nombreux pour y arriver, et nous n'avions pas qualité pour y prétendre. Notre ambition est plus modeste : nous n'avons cherché qu'à faire œuvre utile et rigoureusement basée sur les faits que nous avons minutieusement cherché à recueillir pendant plus d'un an.

C'est encouragé par M. le professeur Guyon que nous avons entrepris ce travail : s'il a quelque valeur, le mérite en revient à notre bien cher maître : nous ne saurions trop le proclamer et nous en profitons pour le remercier ici publiquement de l'honneur qu'il nous a fait en nous permettant de passer à la clinique de Necker notre dernière année d'internat. Nous lui garderons toujours la plus vive reconnaissance pour sa bonté à notre égard, pour les marques de sympathie qu'il nous a prodiguées et l'attachement qu'il continue à nous témoigner. Nous sommes heureux autant que fier de l'avoir pour président de notre thèse.

Notre attachement à notre dernier maître ne diminue en rien la reconnaissance que nous avions vouée à tous ceux qui, depuis bientôt 10 ans, ont dirigé nos études, et nous manquerions à un pieux devoir en ne rendant pas hommage à la mémoire de A. Paquet (de Lille), notre premier maître, à celui qui a su inspirer l'amour de la chirurgie à son jeune interne.

Nous devons à M. le professeur Wannebroucq, de Lille, nos premières connaissances médicales, nous lui en resterons toujours t r è reconnaissant.

Nous avons eu l'honneur d'être successivement l'externe de MM. les professeurs Le Fort et Bouchard. Nous avons particulièrement voué un culte à ce dernier dont l'affabilité à notre égard a toujours été et reste sans égale. Nous n'avons qu'un regret, c'est que nos préférences pour la chirurgie, nous aient enlevé l'honneur d'être l'interne de ce maître respecté et vénéré.

M. Ch. Monod nous a permis de prendre une part active dans son service et de nous exercer largement dans la pratique de la chirurgie : son ancien interne ne saurait lui être trop reconnaissant de cette grande marque de confiance.

MM. Sevestre et Tennesson, en nous admettant comme interne, nous ont mis en mesure d'apprendre rapidement chez eux les maladies infantiles et cutanées; nous conservons le meilleur souvenir du temps, trop court, passé auprès de ces maîtres.

Notre bien cher maître, M. le Dr Bouilly, ne s'est pas contenté de nous admettre comme interne dans ses beaux services de la Maternité et de Cochin : aujourd'hui encore, il veut bien nous permettre de parfaire auprès de lui nos connaissances en gynécologie. Nous ne pouvions espérer maître plus habile, plus affable, et d'un exemple meilleur à suivre. Toute notre vie nous nous souviendrons de ce qu'il a fait pour nous, et lui en témoignerons notre reconnaissance en suivant toujours ses strictes principes.

Nous remercions enfin tous ceux qui, dans les hôpitaux, ont contribué à notre instruction médicale et chirurgicale : MM. Desnos, Tapret, Renault, Comby, Labadie-Lagrave, Michaux, Marchand,

Kirmisson, Routier, sans oublier ceux de nos amis dont les conseils nous ont été le plus précieux : A. Gilbert, J. Albarran et Reblaub et notre frère, à qui les trop longues traductions allemandes qu'a nécessitées notre thèse, a procuré un fastidieux travail.

Nous resterons très reconnaissant à M. le professeur Morris de l'accueil qu'il nous a fait à Middlessex Hospital et à MM. Israël (de Berlin), Max Schede (de Hambourg), Gersuny et Englisch (de Vienne) des utiles documents qu'ils ont eu l'amabilité de nous communiquer.

PREMIÈRE PARTIE

NOTIONS PRÉLIMINAIRES

CHAPITRE PREMIER

Anatomie pathologique.

L'infection des reins dans la tuberculose miliaire aiguë des enfants se perd dans l'infection générale : c'est une tuberculose purement médicale dont nous n'avons pas à nous occuper.

Les formes chroniques peuvent seules intéresser le chirurgien, soit que les lésions débutent par le rein, soit que localisées d'abord à la vessie, ou aux organes génitaux de l'homme et à la vessie, elles remontent peu à peu l'uretère pour envahir secondairement le rein. Dans les deux cas, elles aboutiront au rein caséeux ou tuberculeux chirurgical.

A. — Aspect du rein tuberculeux. Ses enveloppes. Les adhérences

Le rein est en général *augmenté de volume*. Cette augmentation est ordinairement modérée : le rein est le plus souvent doublé à peine de volume. Il peut cependant atteindre les dimensions d'une tête de fœtus (pièce 227 du musée Guyon); pour G. Smith il pourrait même atteindre 6 fois le volume normal. Mais il peut aussi conserver ses dimensions *normales* ou même paraître légèrement atrophié (obs. VI), Le plus souvent il conserve son aspect et sa forme générale; rarement il est irrégulier et forme une tumeur informe. A sa surface néanmoins on peut parfois trouver quelques bosselures plus ou moins prononcées qui répondent à des cavernes. C'est l'exception, et comme Bardenheuer, souvent à l'autopsie ou au cours d'interventions nous n'avons rien remarqué sur sa surface restée lisse.

Sa coloration au début peut être rendue plus rouge par la congestion; plus tard il est plutôt pâle, grisâtre, surtout au niveau des bosselures, avec par places des vaisseaux dilatés et quelques points ecchymotiques. En somme, rien de bien spécial.

Sa surface peut être percée d'un *orifice*, menant dans une caverne ouverte dans l'atmosphère périnéphrétique devenue le siège d'un phlegmon.

Les *enveloppes du rein* sont souvent entièrement confondues par le fait de la périnéphrite : à l'autopsie elles viendront en même temps que le rein, et en clinique contribueront à former la tumeur rénale.

La *capsule propre* est toujours plus ou moins indurée, épaissie, sclérosée; elle peut atteindre une épaisseur de plusieurs millimètres et de grosses veines la sillonnent souvent sur le vivant. Si elle se laisse assez facilement détacher de la surface du rein, elle adhère par contre, parfois d'une façon intime, à l'atmosphère cellulo-graisseuse, et ne peut en être séparée, au cours de certaines néphrectomies. Elle peut présenter un orifice répondant à celui du rein.

Dans d'autres cas elle pourrait résister au pus, et Bardenheuer cite un cas dans lequel il a trouvé la capsule en partie décollée d'avec la surface du rein, séparée de lui par un abcès sous-capsulaire, abcès d'un diagnostic impossible à faire, puisqu'il conservait au rein, revêtu de sa capsule, sa forme normale; cette particularité est importante à connaître ; car, cet abcès ouvert, le chirurgien pourrait à tort supposer avoir pénétré dans le rein.

Non moins constantes et non moins importantes sont les transformations que subit l'*atmosphère cellulo-graisseuse* périrénale. Ces lésions se montrent sous deux formes bien différentes.

α) Le plus souvent c'est un épaississement, une prolifération énorme du tissu cellulo-adipeux qui va former une tumeur périrénale, épaisse de plusieurs centimètres, unie intimement à la capsule propre, contribuant pour une large part à former la tumeur rénale, pouvant même la former à elle seule quand le rein lui-même n'est pas ou n'est que peu augmenté de volume, pouvant enfin continuer à former une tumeur lombaire, ayant les caractères des tumeur du rein, y compris le ballottement, même après la néphrectomie (Israël, Tuffier). Cette tumeur, avons nous dit, est formée par l'hyperplasie du tissu cellulo-graisseux : le plus souvent c'est l'*adipose* périrénale de Hallé et Hartmann qui l'emporte, parfois c'est le processus *scléreux* (Albarran) qui prédomine. Quelle que soit la forme prédominante, adipose ou sclérose, la périnéphrite forme autour du rein une zone limitante qui isole le foyer suppuré du reste de l'organisme ; mais qui, d'un autre côté, adhère fortement aux organes voisins. Cette tumeur périrénale a le plus souvent son maximum de développement au niveau du bassinet, de là elle va se poursuivre le long du trajet de l'uretère, où nous la verrons surtont revêtir la forme scléreuse.

β) Dans d'autres cas la couche périrénale présente des lésions moins favorables ; elle est elle-même envahie par la tuberculose et la suppuration. Soit que le bacille de Koch ait passé directement du rein dans le tissu cellulaire, à travers la capsule propre, soit que la propagation se soit faite par la voie lymphatique (Albarran), soit enfin qu'une caverne rénale se soit ouverte au dehors, l'atmosphère du rein est envahie par le processus tuberculeux : il s'y révèle sous deux formes d'après M. Tuffier : tantôt sous forme de fongosités, tantôt sous forme d'abcès périnéphrétiques.

Nous n'avons pas observé la forme fongueuse pure, dont M. Tuffier rapporte un cas, secondaire à une néphrotomie et dans lequel la propagation se serait faite le long d'un fil. Nous l'admettons néanmoins tout en ne la considérant que comme le premier stade de la seconde forme, celle qu'on observe ordinairement, la forme suppurée, l'*abcès périnéphrétique tuberculeux* en laquelle elle va progressivement se transformer par la caséification de ses éléments. Nombre de nos observations montrent ce phlegmon périrénal, et indiquent sa fréquence dans la tuberculose du rein ; elles l'indiquent au moins en partie, car dans bien des cas le phlegmon est observé et même traité sans que l'on reconnaisse la lésion du rein qui l'a déterminé. Quoiqu'il en soit on trouve alors le rein baigné, parfois presque de toutes parts, plus souvent sur une ou même seulement en un point d'une de ses faces, presque toujours sa face postérieure, par une collection caséo-purulente plus ou moins abondante qui peut être petite, mais qui parfois atteint d'énormes dimensions. La poche peut s'étendre en haut jusqu'au foie, jusqu'au diaphragme, qu'elle peut perforer pour aller faire issue dans la cavité pleurale (obs. 13) ; plus souvent elle se dirige en bas, le long du psoas, pour envahir la fosse iliaque, pour même dépasser l'arcade crurale et aller apparaître vers le grand trochanter ou dans le triangle de Scarpa (obs. 21). D'autres fois enfin la propagation se fera vers les organes abdominaux et le pus pourra se faire jour dans l'intestin, dans le duodénum entre autres (obs. 46) ou dans la vessie. Cette poche périnéale est en général très irrégulière ; elle présente souvent des diverticules multiples, on peut parfois trouver plusieurs foyers isolés. Sa surface interne est irrégulière, villeuse, tomenteuse ; des débris caséeux y adhèrent plus ou moins, ou flottent dans le liquide qui remplit l'abcès. Ce liquide, tantôt séreux et fluide, parfois franchement purulent, a souvent une odeur fétide ou urineuse et est sanguinolent. S'il est rare de rencontrer le bacille de Koch, l'inoculation de ce pus est souvent positive et l'examen histologique des portions externes de la poche démontre la nature tuberculeuse de la lésion.

Les *ganglions* lymphatiques, ceux du hile, ceux de la chaîne lombaire parfois, peuvent présenter des lésions tuberculeuses à différents stades et former au niveau du hile une tumeur marronnée plus ou moins volumineuse et adhérente.

Avec la périnéphrite scléro-adipeuse, on comprend, quand on songe aux rapports du rein, surtout en avant, que des *adhérences* vont pouvoir se former avec différents organes et créer de réelles difficultés pour l'extirpation du rein tuberculeux. Ces adhérences sont pour ainsi dire constantes à un stade avancé de la tuberculose rénale ; la soudure des organes peut devenir aussi intime que possible. Nous verrons bientôt que la tuberculose affecte le plus souvent le rein droit : précisément le côté où les rapports avec de gros vaisseaux rendront ces adhérences plus dangereuses. La veine rénale très courte de ce côté va se rétracter, et attirer la veine cave inférieure contre le bord interne du rein : l'adhésion peut être absolument intime sur une longueur de plusieurs centimètres. Plusieurs pièces du musée Guyon (n°s 141-146 *bis*, 157 et 303) en sont de beaux exemples ; nous en avons observé un cas (obs. 23) et deux observations de Thornton (109 et 110) montrent les dangers que créent ces adhérences, au cours de la néphrectomie. Au même rein droit peut encore adhérer l'aorte abdominale. Des deux côtés le péritoine et l'intestin peuvent être soudés au rein. La pièce 157 du musée réunit les adhérences à la veine cave inférieure, à l'aorte et au péritoine. D'un diagnostic impossible à faire avant l'opération, elles devront toujours être soupçonnées par le chirurgien ; nous aurons à revenir sur ce sujet au point de vue opératoire.

B. — Étude anatomo-pathologique du rein tuberculeux

La coupe d'un rein tuberculeux offre un aspect plus net, sinon caractéristique, que le simple examen extérieur de l'organe. Cette coupe sera pratiquée selon le procédé ordinaire, on aura soin d'ouvrir le bassinet sur toute sa longueur. Selon l'âge des lésions, on trouvera le parenchyme rénal infiltré de noyaux tuberculeux non ramollis encore et entourés souvent de granulations tuberculeuses jeunes ; plus souvent on ouvrira une série de cavités à contenu caséo purulent, cavités ayant détruit la plus grande partie du rein. Dans quelques cas enfin tout le rein a disparu ne laissant qu'une cavité plus ou moins cloisonnée.

N'ayant en vue que la tuberculose rénale chirurgicale, nous insisterons surtout sur la forme *caséeuse ou caverneuse*, celle que l'on rencontre ordinairement au cours de l'intervention, n'indiquant de la forme de début que les choses essentielles. Les cavernes sont toujours *multiples :* tantôt il y en a 3 ou 4 seulement, plus souvent davantage. Elles peuvent avoir envahi tout le rein, ordinairement sa *partie inférieure* est la plus fortement atteinte ou même la seule. Le *volume* de ces cavernes est très variable, et sur une même pièce on en rencontre ordinairement de toutes dimensions : les unes sont comme un pois, d'autres comme un œuf ; quant à la forme elle est trop irrégulière pour qu'on puisse la décrire. Au début la caverne est en général isolée dans le parenchyme rénal, séparée des autres foyers par une zone de tissu qui semble à peu près sain. Plus tard quand elle s'est accrue, elle s'ouvre presque toujours dans le bassinet, par un orifice plus ou moins large. Si, à ce moment, les cavernes sont nombreuses, elles peuvent former une série de cavités qui s'irradient plus ou moins régulièrement du bassinet vers la surface externe du rein, et faire penser au premier abord à une dilatation du bassinet et des calices, à une pyonéphrose. Un examen plus attentif fait reconnaître d'importantes différences. Dans la rétention rénale même septique, la tumeur est formée surtout par le bassinet dilaté : les calices, eux aussi dilatés, forment des cavités toutes égales entre elles, ou à peu près, cavités à parois régulières, séparées par des cloisons semblables les unes aux autres et arrivant toutes à une même distance de la surface du rein, il n'y a pas de foyers isolés dans le parenchyme. Dans la tuberculose au contraire le bassinet n'est pas dilaté ou l'est à peine, à part de rares exceptions ; les cavités qui y aboutissent sont très anfractueuses, très irrégulières comme forme et dimension, leurs parois sont déchiquetées et d'épaisseur variable, elles présentent entre elles des cloisons souvent incomplètes, certaines cavernes arrivent presque jusqu'à la surface externe du rein, ou y arrivent même au point de pouvoir s'ouvrir au dehors, tandis que d'autres en restent éloignées. Enfin, et surtout, aussi avancées et étendues que soient les lésions, il est rare qu'on ne rencontre pas une portion du rein beaucoup moins détruite, ne présentant que de petites cavernes encore isolées, ou même simplement des foyers non ramollis. La constatation de ces abcès intraparenchymateux est très importante au point de vue du diagnostic macroscopique de la tuberculose du rein. Bardenheuer aurait rencontré un rein farci d'abcès isolés du parenchyme, cas qu'il a regardé comme non tuberculeux et dénommé néphrite aiguë interstitielle : il n'y avait aucune lésion soit des calices, soit du bassinet ; nous ne pouvons que signaler ce fait. Les gommes du rein ramollies, seraient les lésions qui se rapprocheraient le plus des cavernes tuberculeuses, mais on sait combien elles sont rares.

Au dernier stade d'évolution de la tuberculose rénale, ces cavernes multiples peuvent avoir disparu ; progressivement elles se sont accrues par l'envahissement et la fonte caséeuse de leurs cloisons et se sont réunies ; le rein peut ne plus former qu'une vaste poche, à paroi plus ou moins épaisse selon les points, à surface interne hérissée de débris de cloisons.

La paroi interne des cavernes rénales présente en général un aspect grisâtre, elle peut être recouverte de concrétions calcaires dans les cas très anciens ; plus souvent elle est hérissée de débris caséeux plus ou moins adhérents. Débarrassée de ces débris elle apparaît chagrinée, irrégulière, souvent fongueuse ; il est rare qu'on y puisse reconnaître des granulations tuberculeuses.

Le contenu de ces poches est variable. Dans quelques cas nous avons rencontré un pus épais, visqueux, verdâtre, ne coulant pas facilement, presque phlegmoneux et dans lequel on ne trouvait que quelques rares débris caséeux. Plus souvent il a les caractères plus nets des suppurations tuberculeuses et on trouve tantôt des grumeaux caséeux nageant dans une assez forte quantité de liquide séreux, louche, plus ou moins mêlé d'urine, tantôt un magma épais, caséeux, ressemblant à du fromage ou du mastic, et qu'on ne peut retirer qu'avec la curette, par le grattage ; la présence de ces débris caséeux a une importance considérable pour le diagnostic de la nature de la lésion. Dans quelques observations on trouve dans les cavernes un ou plusieurs calculs secondaires, calculs phosphatiques ou de carbonate de chaux. L'observation II de la thèse de Legueu (1) en montre un remarquable exemple. D'autres fois enfin on y trouve des amas de cholestérine (Morris).

Le pus peut avoir une odeur d'urine, d'autres fois, même sans communication de ces poches avec l'intestin, il a une odeur franchement fécaloïde.

Le bacille de Koch n'y est que très rarement retrouvé : on ne peut espérer le rencontrer qu'aux premiers stades de la lésion : l'examen bactériologique ne montre plus tard que des micro-organismes variés : diplocoques, coques, bactérie pyogène, streptocoques.

A côté des cas, les plus fréquents, où les foyers tuberculeux, au moins au début, n'envahissent qu'une partie plus ou moins considérable du rein, il en est d'autres où l'organe entier est envahi et détruit ; où on ne trouve que des cavernes plus ou moins cloisonnées sans trace, aussi minime qu'elle soit, de tissu sain (tuberculose massive de Hallé : pièces 277-213 du musée Guyon).

Le bacille de Koch ne se rencontre guère plus souvent dans les coupes du rein, que dans le contenu des cavernes, au moins à la période chirurgicale de la tuberculose rénale. Ce qui, d'après notre ami N. Hallé, très compétent en la matière, permet alors d'assurer le diagnostic est, dans bien des cas, la *cellule géante*. Elle même ne se trouve pas toujours : on ne la rencontre souvent, qu'après avoir examiné un certain nombre de coupes.

Les cellules géantes ne sont donc pas très nombreuses ; mais la constatation d'une seule d'entre elles suffit, d'après Hallé, pour affirmer la nature tuberculeuse d'une lésion suppurée du rein (obs. 116). Cette cellule géante est loin de se présenter toujours avec ses caractères ordinaires ; son centre est fréquemment vitro-caséeux et la zone des cellules épithélioïdes manque le plus souvent.

Ce qui reste de parenchyme rénal, entre les foyers tuberculeux, n'est pas normal ; on y trouve des lésions de néphrite diffuse, plus ou moins prononcée, infiltration embryonnaire autour des tubes uri-

(1) F. Legueu. *Calculs du rein et de l'uretère*. Th. Paris, 1891.

nifères et des vaisseaux, et plus tard, sclérose péri-tubulaire et péri-vasculaire. Les tubes urinifères sont étouffés par le tissu fibreux, privés de leur épithélium, remplis d'une masse colloïde.

Au dernier stade d'évolution de la tuberculose ; quand le rein ne forme plus qu'une vaste coque plus ou moins cloisonnée, on peut ne plus rencontrer que du tissu fibreux : toute trace d'éléments du rein peut avoir disparu. En dedans de la couche externe fibreuse ou même fibro-caséeuse, on a une membrane interne de tissu embryonnaire, en voie de caséification à sa partie la plus interne. L'œil le plus exercé peut ne plus pouvoir reconnaître à l'examen d'une préparation, la nature rénale d'une coupe : tout a été détruit par le processus tuberculeux, par les lésions d'infection secondaire, ou étouffé par la sclérose.

C. — Tuberculose rénale primitive et tuberculose rénale secondaire

A l'autopsie, l'examen d'un rein tuberculeux ne peut souvent démontrer en quel point de l'organe a pu débuter la tuberculose, parfois l'examen de tout l'appareil urinaire n'arrive même pas à montrer, en raison de l'ancienneté de lésions généralisées, si cette tuberculose est primitive ou secondaire.

Il est cependant nécessaire, au point de vue chirurgical, que ce dernier point soit élucidé, qu'on sache si les deux formes existent réellement.

Un grand nombre de pièces de tuberculose urinaire montre que la lésion a débuté dans la vessie, que de là les granulations ont gagné l'uretère, ont remonté ce canal, pour atteindre secondairement le rein. M. Lancereaux appelle cette forme, la seule qu'il admette, la tuberculose rénale primitive, pour nous c'est la *tubevculose rénale secondaire*, ou *ascendante :* par secondaire nous entendons qu'elle s'est développée en premier lieu dans les voies urinaires inférieures, nous entendons qu'avant le rein, la vessie a été atteinte, soit primitivement, soit, cas plus fréquent chez l'homme, après tuberculisation génitale. Cette forme semble la plus fréquente, au moins chez l'homme ; elle est admise par presque tous les auteurs et en particulier par notre maître M. le professeur Guyon. Nombreuses sont les pièces qui en donnent des exemples, et qui ont permis de montrer que dans cette forme les granulations gagnent du bassinet les calices, et des calices les tubes urinifères, où elles vont se développer, se réunir pour former les gros foyers caséeux ou les cavernes que nous avons vus. Nous ne chercherons pas à démontrer plus amplement par l'anatomie pathologique l'existence de cette forme presque universellement admise, et au surplus expérimentalement démontrée par Albarran.

A côté de la forme secondaire, il faut admettre la *tuberculose rénale primitive* : ici la lésion tuberculeuse initiale est bien dans le rein : l'uretère, la vessie ne sont envahis que secondairement.

L'existence de cette forme est prouvée par quelques pièces anatomiques. Plusieurs raisons expliquent leur rareté : la tuberculose du rein n'évoluant en général que lentement, ne provoquera pas la mort à elle seule : la mort ne surviendra que plus tard, quand les lésions se seront étendues aux voies inférieures, quand le rein lui-même aura parfois été complètement détruit, quand en un mot on ne pourra plus reconnaître aisément le point de départ des lésions.

Pour avoir un rein tuberculeux, sans lésions ailleurs, il faut ou que la mort survienne au début de l'affection par suite d'une maladie intercurrente (et la tuberculose rénale aurait alors chance de passer inaperçue, même à l'autopsie, si on n'examinait pas de parti pris tous les organes), ou que le diagnostic de l'affection étant établi très tôt, l'ablation du rein puisse permettre l'examen de la pièce (fait encore peu fréquent). Dans quelques cas enfin, la tuberculose rénale amènera la mort par elle-même à une époque où les lésions de l'uretère et de la vessie sont encore si récentes que l'on pourra reconnaître d'une façon indubitable que ces lésions sont postérieures à celles du rein.

Rayer rapportait déjà des cas de tuberculose rénale primitive : les bulletins de la Société anatomique en renferment presque tous les ans plusieurs observations : nous ne voulons que citer les cas les plus récents et pour lesquels la nature de la lésion ne peut être discutée : Reilly (1) en donne une observation et déclare avoir vu 4 fois la tuberculose rénale limitée au rein. Dickinson (2) relève, sur 48 autopsies de reins caséeux, 7 cas ou un rein seul était pris, et quelques lignes avant il montre 11 reins tuberculeux, non encore caverneux, en dehors desquels on ne trouve aucune lésion. Il n'est d'ailleurs pas nécessaire que le rein seul soit tuberculeux : si l'uretère montre des lésions de plus en

(1) Reilly (J.-H.). *Med. Record.*, 1889, p. 287.

(2) Dickinson. *On renal and Urinary affections.* Part. III, ch. VIII, p. 803.

plus récentes à mesure qu'on se rapproche de la vessie non atteinte ou à peine prise, on arrive à suivre la lésion se propageant du rein, son point de départ, vers la vessie, et on reconnaît la tuberculose primitive du rein. Steinthal (de Genève) démontre ainsi la tuberculose rénale primitive dans neuf autopsies. Israël (de Berlin) (1) en publie récemment 3 nouveaux cas. Sur les 9 cas de Steinthal, 4 montrent les lésions tuberculeuses limitées au rein et à l'uretère ; dans 2 autres la vessie seule est prise avec le rein : dans les 3 derniers l'uretère est envahi sur une étendue variable à partir du rein : dans les 5 cas où la vessie est tuberculeuse les lésions y sont manifestement plus jeunes que celles du rein : l'inverse n'a jamais lieu. Dans plusieurs observations rapportées à la fin de ce travail l'autopsie montre les lésions tuberculeuses absolument limitées à un rein : nous n'en indiquerons que 6 ; les détails pouvant paraître insuffisants dans d'autres. Ce sont les observations 39, 41, 49, 56, 70 et l'observation 116, qui nous est personnelle. Nous devons encore citer un cas de tuberculose rénale primitive latente observée en 1890, dans le service de notre maître et dont Legueu (2) rapporte l'observation.

Obs. I (résumée). — *Tuberculose primitive du rein gauche.* J. Israel (de Berlin). *Deutsche med. Woch.*, 1890, n° 31. — Homme de 36 ans, souffrant depuis 1882 : miction fréquente et douloureuse, urine purulente, affaiblissement et amaigrissement considérable. En 1885, douleurs sous le rebord costal gauche : rein gauche mobile, gros, douloureux à la pression, non fluctuant ; la miction n'est plus douloureuse : dépôt purulent dans l'urine. Diagnostic : tuberculose rénale gauche : le malade refuse la néphrectomie. Revu en mai 1886, la veille de la mort, cachectique, avec une haute température. Mort dans une attaque d'urémie.

Autopsie. — Dans la région du rein gauche, tumeur allant du 6e espace intercostal à l'épine iliaque, et formée par une cavité purulente qui a envahi le psoas iliaque.

Tumeur rénale formée surtout par un épaississement périnéphrétique considérable : le rein lui-même est plus petit que normalement et farci de cavernes caséo-purulentes ou crétacées. Uretère gauche ulcéré et très dilaté à son embouchure vésicale ; à ce niveau, plissement cicatriciel de la muqueuse vésicale. Partant de l'uretère se voit, sur le côté gauche du trigone vésical, une étroite bande de granulations miliaires ; le reste de la muqueuse vésicale, l'urèthre prostatique n'ont aucune lésion. Néphrite aiguë avec hémorrhagies dans le rein droit, sans tubercules. Dans la prostate un petit noyau calcifié : rien dans les poumons.

(1) J. Israel. *Deutsche medic. Woch.*, 1890, n° 31.

(2) F. Legueu. *Loc. cit.*, p. 36.

Obs. II. — *Tuberculose rénale gauche primitive.* — J. Israel (de Berlin), *loc. cit.* — Autopsie. — Le rein gauche remplit la moitié de l'abdomen : il est creusé de cavernes à parois et à contenu caséeux ; entre elles pas trace de tissu rénal sain. Uretère gauche très épaissi, très dur. Dans la vessie autour de l'embouchure de l'uretère gauche, un groupe de granulations miliaires ; quelques granulations jeunes éparses dans le trigone et rien dans le reste de la vessie, qui n'est ni enflammée, ni ulcérée. Dans l'urèthre prostatique quelques granulations jeunes encore. Appareil génital, uretère et rein droits, poumons sans trace de tubercules.

La lecture de ces deux observations est aussi démonstrative que celle de notre cas 116 ou de tout autre où les lésions sont limitées au rein.

Ici, en effet, le degré très avancé et manifestement ancien des lésions rénales est en opposition nette avec les granulations tout à fait récentes et localisées que l'on rencontre dans la vessie : il ne peut exister de doute sur la localisation primitive de la tuberculose dans le rein.

Une troisième observation d'Israël ne présente pas moins d'intérêt : elle montre encore que dans quelques cas, rares sans doute, mais qui n'en sont que plus à noter, un sujet peut présenter de la tuberculose rénale primitive, au sens que nous attachons à ce mot, après avoir présenté des foyers tuberculeux locaux qui ont guéri et même après une épididymite tuberculeuse.

Obs. III (résumée). — *Tuberculoses locales multiples guéries. Tuberculose du rein droit.* — J. Israel (de Berlin), *loc. cit.* — Père tuberculeux. A 11 ans lupus de la joue. A 18 ans castration (par J. Israël, qui a suivi ce malade pendant 16 ans) pour une épididymite tuberculeuse gauche suppurée. A 20 ans subit un curettage pour une tuberculose des os du tarse.

En octobre 1881, premiers symptômes urinaires. Bientôt fièvre, amaigrissement, urines très purulentes, rein très gros et sensible. Au bout de 5 mois les symptômes s'amendent ; il reste avec de la polyurie trouble pendant 6 ans, pouvant exercer son métier de professeur ; il engraisse ; il a toujours un peu de fréquence de la miction : il urine de 3 à 5 litres par jour. A plusieurs reprises il a des attaques de coliques néphrétiques, de la fièvre ; le rein reste toujours gros ; mais son volume varié selon les jours. — En août 1889 œdème et en novembre mort d'urémie (à 29 ans).

Autopsie. — Rein gauche amyloïde, non tuberculeux. Rein droit : périnéphrite adipo-scléreuse considérable, avec fortes adhérences intestinales. Le rein lui-même n'a que la moitié de son volume normal ; il est absolument détruit et caverneux ; au hile tumeur adipeuse qui envahit le bassinet, réduit à un étroit canal.

L'uretère a sa muqueuse saine; dans la muqueuse vésicale quelques rares granulations récentes, sans trace d'ulcération ni de cicatrice.

En dehors de la cicatrice opératoire on ne trouve dans l'appareil génital, y compris prostate et canal déférent, absolument rien. Dans les poumons, quelques noyaux crétacés.

Deux voies d'infection répondent aux deux formes de tuberculose rénale, et viennent encore les différencier. Dans l'une, le bacille remonte, en suivant les muqueuses, de la vessie, par l'uretère, jusqu'au bassinet : il envahit le parenchyme rénal en commençant par les calices : ce point est presque universellement admis. Dans la tuberculose primitive au contraire, l'infection se fait par la voie sanguine et la tuberculose débute dans la couche corticale : les lésions primitives sont vasculaires. Durand-Fardel et Baumgarten auraient constaté la présence du bacille dans les vaisseaux avant la formation de la granulation, et Newmann aurait vu les lésions limitées au territoire d'une seule branche artérielle.

Il n'entre pas dans notre sujet de décrire les lésions histologiques, étudiées par Cornil et Babès, de cette forme primitive qui aboutira comme la première à la formation de foyers caséeux, se propagera vers les voies urinaires inférieures, et finalement aboutira à un rein tuberculeux identique au rein tuberculeux d'origine vésicale.

Pouvons-nous fixer par des chiffres la *fréquence* relative de la tuberculose rénale primitive ou secondaire ? Dans l'état actuel de la question il nous est impossible de le faire d'une façon absolue pour plusieurs raisons. Sur le vivant, à part quelques chirurgiens dans ces derniers temps, on n'établit pas d'autre diagnostic que celui de tuberculose urinaire, ou génito-urinaire. Nous pensons que désormais le diagnostic pourra être plus précis, grâce aux différents procédés d'examen sur lesquels nous aurons prochainement à revenir. A l'autopsie on n'établissait pas plus le diagnostic; au moins dans l'immense majorité des cas, soit que ce diagnostic fût rendu impossible par l'état avancé des lésions de tout l'appareil urinaire, soit qu'on négligeât de se rendre compte de l'âge des lésions dans la vessie d'une part, dans le rein d'autre part. Dickinson est le seul auteur qui regarde comme fréquente la tuberculose rénale primitive au sens où nous l'entendons : pour lui c'est la forme la plus fréquente de beaucoup ; la tuberculose vésicale sans tuberculose rénale serait possible d'après lui, mais serait fait très rare.

La lecture attentive et scrupuleuse de toutes nos observations de tuberculose du rein avec intervention nous amène à considérer 84 cas comme primitifs, et 22 cas comme secondaires.

Dans les autres, les détails nous ont paru trop incomplets pour nous permettre de formuler un jugement. Est-ce à dire avec Dickinson que la tuberculose primitive soit de tant aussi fréquente? Nous ne le croyons pas, si l'on fait entrer en ligne de compte tous les cas de tuberculose du rein ; nous sommes au contraire convaincu que la tuberculose rénale secondaire est de beaucoup la plus fréquente, comme l'enseigne notre maître M. le professeur Guyon. Pour quelques cas de tuberbulose primitive que nous avons personnellement observés nous avons vu un grand nombre de tuberculeux génito-urinaires, ou vésicaux chez lesquels le rein était ou, plus souvent, n'était pas encore pris. Nous ne pouvons malheureusement pas fournir de chiffres à l'appui de cette opinion, en raison encore des difficultés qui jusqu'à ces derniers temps empêchaient d'établir le diagnostic de tuberculose rénale primitive.

Si, contrairement à ce que nous disons de la fréquence plus grande de la tuberculose secondaire, la tuberculose primitive est la plus fréquente dans nos observations c'est, on le comprend, parce que cette forme est la seule qui précisément permette au chirurgien d'intervenir radicalement.

Un point intéressant au point de vue de l'intervention est encore de savoir si la tuberculose primitive du rein a une évolution fatalement progressive : l'anatomie pathologique montre qu'ici, comme dans tout autre organe, la granulation tuberculeuse peut subir la transformation fibreuse et *guérir*. Cependant il ne faut pas compter avec cette guérison spontanée, les cas en sont trop exceptionnels ; nous n'avons, quant à nous, jamais observé le fait ; mais d'autres auteurs, Madelung, entre autres, ont pu rencontrer à l'autopsie, de petits noyaux crétacés ou fibreux qu'ils ont considérés comme des granulations guéries.

Dans d'autres cas le rein, même rempli de cavernes à contenu caséeux, peut devenir une poche morte pour ainsi dire, une poche tuberculeuse qui n'évolue plus, poche à parois lisses ou inscrustées de sels et ne renfermant plus de granulations : dans ces cas on trouve l'uretère oblitéré avec le bassinet envahi et plus ou moins comblé par un tissu scléro-adipeux analogue à celui qui englobe le rein. Deux pièces du musée de Necker (n°s 147 et 247) sont des exemples de ce processus de guérison ou tout au moins de limitation des lésions, par oblitération de l'uretère et transformation fibro-adipeuse du bassinet.

D. — ÉTAT DES ORGANES EN DEHORS DU REIN

C'est uniquement dans la tuberculose primitive qu'on peut ne rencontrer de lésions absolument que dans le rein.

a) L'organe le plus souvent envahi est *l'uretère;* toujours pris dans la tuberculose secondaire, souvent dans la forme primitive, il peut permettre d'établir la marche ascendante ou descendante de la lésion, quand on l'examine à une période encore peu avancée de la maladie et qu'on trouve à ses différents niveaux des lésions d'un âge plus ou moins avancé. Dans la tuberculose primitive du rein, la portion supérieure de l'uretère peut être seule tuberculeuse. L'uretère tuberculeux est augmenté de volume et induré. L'augmentation de volume pourrait faire croire à une dilatation de l'uretère : il n'en n'est rien : l'uretère est au contraire retréci, parfois même oblitéré. Son volume est dû à la gangue scléreuse qui s'est formée autour de lui, et qui, peu à peu arrive à remplacer sa paroi propre à mesure que les lésions tuberculeuses détruisent sa muqueuse et sa musculeuse. L'uretère tuberculeux arrive à former un cordon plus ou moins gros et régulier, rarement flexueux ou bosselé, cordon très dur que l'on peut arriver à sentir sur le vivant à travers la paroi abdominale. Presque toujours il adhère en arrière à l'aponévrose fibro-cellulaire qui recouvre le psoas, en avant au péritoine et en dedans aux vaisseaux utéro-ovariens qui longent son bord interne : l'union avec ces derniers vaisseaux peut être absolument intime. Enfin, l'uretère peut adhérer à l'iléon à droite, à l'S iliaque à gauche. Cette fusion intime de l'uretère avec les tissus ambiants empêchera dans bien des néphrectomies la résection de sa portion reconnue tuberculeuse.

b) Dans la *vessie* au contraire ce sont les lésions de la muqueuse qu'il est capital de connaître et de savoir reconnaître avant toute intervention. C'est en effet l'état exact de cette muqueuse qui, avec celui du second rein, guidera la conduite du chirurgien.

A une première période, la tuberculose vésicale se montre sous forme de très petites *granulations* grisâtres, très superficielles, sous-endothéliales, formant un ou plusieurs petits placards plus ou moins étendus, et toujours situés dans le trigone : tantôt au pourtour du col, tantôt au voisinage d'un des deux uretères, selon que la tuberculose est ascendante ou descendante. Cette localisation en l'un ou l'autre point est donc d'une importance capitale au point de vue du diagnostic. Au lieu de former un placard, les granulations plus ou moins isolées peuvent se montrer sous forme d'un semis granuleux. Autour des granulations on trouve dès cette période initiale une zone vasculaire, rougeâtre, plus ou moins étendue, et déjà on peut souvent constater des lésions de cystites par infections secondaires.

De leurs points primitifs, les lésions tuberculeuses vont s'étendre à une grande partie de la vessie : à une période plus avancée on trouvera avec les granulations grises, d'autres granulations caséeuses, jaunâtres, et des ulcérations ayant succédé aux granulations dans les points les plus anciens.

L'aspect des *ulcérations* peut varier : au début ce sont de petites ulcérations très superficielles, en coups d'ongle, à bords nets, à fond jaunâtre ; à une période avancée la presque totalité de la muqueuse et même de la musculeuse vésicale peut être détruite et avoir fait place à une ou plusieurs grandes ulcérations profondes à bords déchiquetés, à fond villeux et grisâtre. On peut ne plus pouvoir reconnaître le point initial des lésions vésicales. Autour des ulcérations, comme autour des granulations, on constate toujours une zone de vascularisation et parfois de petits papillomes. Dans le reste de sa surface la muqueuse vésicale présente des lésions de cystite chronique souvent très prononcées.

En dépit des ulcérations profondes pouvant intéresser muqueuse et musculeuse (N. Hallé), les perforations sont très rares : c'est que parallèlement à ce processus ulcératif des parois propres, se développe en dehors de la vessie un processus d'adipo-sclérose, analogue à celui que nous avons décrit autour de l'uretère et souvent du rein, grâce auquel il reste, à la période ultime de la tuberculose vésicale, une cavité fibreuse, non contractile, d'assez vaste capacité parfois, et qui remplace la vessie petite, ratatinée et contractée de la période initiale.

La tuberculose évolue avec lenteur dans la vessie : aussi, bien que les lésions de la vessie soient constantes et plus profondes dans la tuberculose rénale secondaire, ne faut-il cependant pas s'étonner de les trouver souvent, même dans cette forme, moins avancées qu'on ne pourrait le supposer. Cette lenteur explique aussi la limitation des lésions de la vessie (obs. I et II) voire même son intégrité (obs. 116) dans la tuberculose rénale primitive.

En l'absence ou à côté des lésions spécifiques, on trouve, ordinairement, celles de la cystite simple, d'infection vulgaire. Israël a montré qu'il fallait distinguer au point de vue opératoire, les vessies déjà tuberculeuses, même légèrement de celles qui n'ont que de la cystite.

Il est impossible de dire, même approximativement, au bout de combien de temps la tuberculose rénale primitive atteint la vessie. Son envahissement dépend certainement de l'ancienneté du foyer primitif, mais il dépend, au moins autant, de la valeur physiologique de la vessie et de l'urèthre.

Nous avons néanmoins cherché à nous rendre compte, dans quelle proportion la vessie participait aux lésions rénales au moment de l'intervention : nous avons utilisé nos observations suivies d'autopsie détaillée, pour fixer approximativement un chiffre très important pour le chirurgien.

Sur 23 tuberculoses rénales primitives opérées on trouve 11 fois la vessie saine, 12 fois tuberculeuse. Dans la moitié des néphrectomies malheureuses pour tuberculose rénale la vessie est donc déjà envahie.

c) *Le second rein.* — La tuberculose rénale est généralement unilatérale : même en s'en tenant aux résultats de l'autopsie sans intervention, c'est-à-dire en laissant évoluer la tuberculose, la majorité des auteurs arrive à trouver que le second rein n'est ordinairement pas tuberculeux.

Roberts...	32	autops.	19	f. tuberc. bilatérale	13	f. tuberc. unilatérale.
Dickinson.	95	—	47	—	48	—
Gaultier...	51	—	29	—	22	—
Morris....	15	—	7	—	8	—
Guyon....	12	—	4	—	8	—

Ces statistiques réunies donnent :

Sur 205 tuberculoses rénales 99 fois l'unilatéralité, soit à peu près une fois sur 2, au moment de la mort. A une période moins avancée, c'est-à-dire quand on peut songer à intervenir, l'unilatéralité, doit être plus fréquente encore et infirmer l'opinion de Furbringer pour qui la tuberculose rénale serait le plus souvent bilatérale.

Sur 36 autopsies post-opératoires je trouve 17 fois les deux reins, 19 un seul rein tuberculeux et pouvant considérer comme non tuberculeux le second rein des 64 malades guéris par la néphrectomie, on arrive à voir qu'au moment de l'intervention, quand les lésions sont déjà avancées sans être cependant à leur période ultime, sur 100 tuberculeux rénaux 17 seulement ont les 2 reins pris.

Quand la tuberculose est double le second rein est presque toujours beaucoup moins avancé que le premier (le droit le plus souvent), et dans ce second rein la tuberculose est ascendante, secondaire à l'envahissement de la vessie.

S'il ne pouvait être que tuberculeux le second rein serait donc rarement une contre-indication opératoire (17 0/0). Mais il peut présenter d'autres lésions. Souvent on le trouve atteint d'*urétéro-pyélo-néphrite ascendante* ou de *dégénérescence amyloïde* parfois de *pyélite calculeuse* (pièce 303 du musée Guyon).

Il faut songer à ces lésions non tuberculeuses du second rein qui augmentent considérablement le nombre des contre-indications venant du second rein. Seule l'hypertrophie compensatrice permet la néphrectomie. Plus la tuberculose rénale est ancienne plus ces lésions non tuberculeuses sont à craindre et sont à rechercher avant l'intervention.

ε) Nous ne pouvons et ne devons que signaler ici les tuberculoses que l'on rencontre le plus fréquemment en même temps que la tuberculose rénale. Les organes les plus souvent envahis sont assurément *l'appareil génital* de l'homme. Avec notre maître, le professeur Guyon, nous avons pu nous convaincre que les vésicules séminales, la prostate, le canal déférent, l'épididyme étaient très fréquemment farcis de noyaux tuberculeux dans la tuberculose rénale secondaire. Sur 182 observations de tuberculose urinaire, avec ou sans envahissement du rein, que nous avons dépouillées à Necker, nous avons trouvé 74 cas de tuberculose urinaire isolée pour 108 de tuberculose génito-urinaire et dans

41 autopsies : 14 tuberculoses urinaires pures, 27 tuberculoses génito-urinaires (1).

Ces chiffres montrent avec quelle fréquence on doit s'attendre à trouver la tuberculose génitale chez les hommes porteurs de reins tuberculeux. Dans ces cas on peut presque affirmer que la tuberculose du rein est secondaire : nous disons presque, car l'observation d'Israël (obs. III) montre que même avec une tuberculose rénale primitive, on pourrait rencontrer dans l'appareil génital des lésions

(1) F. Guyon. *Ann. des mal. des org. génit.-urin.*, juillet 1891.

tuberculeuses anciennes guéries, et cicatrisées sans s'être propagées à la vessie. Si les lésions de l'appareil génital sont fréquentes dans la tuberculose rénale secondaire chez l'homme, en dépit de Newman, il en est tout autrement chez la femme : chez elle nous n'avons jamais constaté de tuberculose soit de l'ovaire ou de la trompe, soit de l'utérus ; avec notre cher maître M. Bouilly, nous croyons la tuberculose génitale de la femme des plus rares.

En dehors de la sphère génito-urinaire, on peut à l'autopsie trouver de la tuberculose un peu partout. Le *poumon* est le plus souven envahi : Dickinson le trouve pris 57 fois sur 95 cas, et nos observations en montrent plusieurs exemples. L'ouverture d'un abcès périnéphrétique à travers le diaphragme peut subitement infecter la plèvre (obs. 13). Dans 17 cas Dickinson a rencontré la méningite tuberculeuse ; dans 3 de nos observations on pourra voir la tuberculose péritonéale, et dans deux autres la tuberculose intestinale. On peut trouver quelques exemples d'ostéite tuberculeuse ; on a signalé des granulations dans la rate et Coupland montre dans un cas la capsule surrénale envahie : ce fait pour n'être pas souvent signalé n'en doit pas moins être fréquent.

CHAPITRE II

Tuberculoses rénales expérimentales.

Tous les auteurs ne sont pas d'accord pour admettre les deux formes de tuberculose rénale et surtout la tuberculose primitive dans laquelle le rein est le premier organe envahi. Jusqu'à ces dernières années même peu nombreux étaient ceux pour qui la vessie n'était pas toujours prise avant l'uretère et le rein, pour qui la *tuberculose rénale secondaire* n'était pas la seule forme. Telle était l'opinion de Cruveilhier, de Voillemier et Le Dentu, du professeur Duplay, d'Ebstein, de Rockewell, de Vogel, de Jullien, de Collinet, de Reclus, de Gueterback, de Labadie-Lagrave, de E. Monod, de Lancereaux, de Lyttle, du professeur Tillaux, et de bien d'autres cliniciens. Pour la plupart de ces auteurs, la tuberculose vésicale elle-même succédait toujours à la tuberculose génitale. L'examen des pièces anatomiques et l'analyse des symptômes présentés par les tuberculeux urinaires avaient seuls conduit à accepter la tuberculose ascendante, que Conheim, Roberts Smith, Wilkes et quelques autres niaient. La démonstration de cette forme, toujours admise par notre maître, a depuis été donnée expérimentalement à l'école de Necker, par J. Albarran (1). Notre excellent maître et ami pratiquait, le 15 janvier 1891, la ligature de l'uretère d'un lapin et inoculait au-dessus d'elle une culture de tuberculose humaine. La mort survenait quatre mois après : le bassinet et les calices étaient trouvés dilatés et remplis d'un magma caséeux, les tubes urinifères étaient également envahis. Albarran a pu suivre la marche ascendante des lésions dans les canalicules trouvés dilatés par la prolifération de leur épithélium et formant le centre des nodules caséeux. Plusieurs granulations se voient sur le trajet d'un même canalicule et on les retrouve jusque dans la substance corticale, moins nombreuses et d'un âge moins avancé,

(1) J. ALBARRAN. *Bulletin méd.*, 1891, p. 518.

il est vrai, que dans la substance médullaire dans laquelle la lésion a débuté. On reconnaît encore les bacilles dans le tissu conjonctif interstitiel, en dehors des canalicules, à travers les parois desquels ils ont passé.

Avant Albarran, Cayla, en 1887, avait entrepris quelques expériences en vue de produire la tuberculose rénale ascendante : ses expériences avaient échoué et il avait cru après son insuccès, pouvoir nier ce mode d'infection du rein. Il a vu depuis, les pièces d'Albarran, déposées au musée de Necker, est revenu sur son opinion et admet aujourd'hui la tuberculose ascendante, dont on ne peut plus nier l'existence.

A côté de cette forme secondaire, on doit admettre un second mode de tuberculisation du rein : la *tuberculose primitive*. Dès 1834, Ammon (de Dresde) et bientôt Rayer (1841) sont amenés par leurs observations à voir que la tuberculose rénale peut se rencontrer sans lésions dans la vessie et l'uretère. Bientôt cette opinion est corroborée par Busk (1846), Smith (1848), Bennet (1857), Wilkes, Rokitansky, plus récemment par Roberts, Lecorché, Kœnig, Durand-Fardel, Cayla, par Bardenheuer, Steinthal, Israël, Ris, Czerny, Madelung, Thornton, Dickinson et Newmann. Gaultier et Schneller, admettent dans leurs thèses, la tuberculose rénale primitive.

Dans cette forme le rein s'infecte par la voie sanguine. Durand-Fardel et Baumgarten ont vu le bacille de Koch dans les vaisseaux glomérulaires avant qu'aucune lésion n'existât encore dans le rein : le vaisseau s'oblitère, des granulations périglomérulaires se forment et bientôt le bacille pénètre dans les canalicules : les examens d'Albarran ont confirmé à cet égard ce qu'avait vu Durand-Fardel. La lésion débute donc ici dans la substance corticale : c'est là qu'elle va prédominer ; mais non se cantonner. Le bacille arrivant dans le canalicule provoque la prolifération de l'épithélium qui va contribuer à former la granulation (Albarran) : à partir de ce moment les lésions vont s'étendre le long des canalicules, en descendant et en gagnant la région médullaire. Albarran a pu étudier ces lésions de la tuberculose rénale descendante sur le même lapin qui lui a servi à démontrer expérimentalement la tuberculose ascendante : le second rein en effet, mis dans des conditions spéciales par suite du supplément de travail qu'il se trouvait devoir fournir par la suppression fonctionnelle de celui dont on avait lié l'uretère, avait fourni au bacille de Koch charrié par le sang, un terrain favorable de culture. Les lésions de ce côté étaient de beaucoup plus récentes que dans le rein opposé et montraient la seconde forme de tuberculose rénale par voie sanguine survenant comme foyer secondaire.

A notre tour nous avons cherché à produire la *tuberculose rénale primitive*, par voie sanguine. La *rareté* relative de la tuberculose du rein en clinique devait déjà nous faire prévoir que le rein était, comme la vessie, un foyer peu favorable au développement du bacille tuberculeux. Sur 1317 autopsies de tuberculeux faites à l'Institut anatomo-pathologique de Prague, on n'a, en effet, trouvé que 74 reins tuberculeux, soit 5,6 0/0. La statistique de Saint-George's hospital, donnée par Dickinson, donne absolument la même proportion chez les individus de plus de 12 ans (17 cas sur 300 tuberculeux). Cette proportion est encore moins élevée d'après les registres d'autopsie de Midlessex Hospital : sur 2610 autopsies de tuberculeux, Morris n'y aurait rencontré que 44 reins. Le rein est, il est vrai, plus souvent envahi chez l'enfant (statistique, de Rilliet et Barthez, de Dickinson) ; mais nous savons que chez lui c'est à la tuberculose généralisée que l'on a affaire. Disons enfin que sur une centaine de cobayes inoculés avec succès de tuberculose par nos collègues de Necker, ou nous, on n'a pas trouvé un seul cas de tuberculose rénale et l'on verra une nouvelle preuve de la résistance du rein vis-à-vis la tuberculose. On ne s'étonnera donc pas du résultat négatif de nos expériences : avant nous, notre ami M. Hallé n'avait d'ailleurs pas été plus heureux dans ses tentatives. Il avait inoculé des lapins avec des cultures de bacilles après avoir contusionné fortement le rein. A l'autopsie il a retrouvé les reins cicatrisés, sans traces de tuberculose.

Nous avons, quant à nous, cherché à mettre le rein en état de réceptibilité en y déterminant la rétention, dont notre maître a montré l'importance dans la production des infections urinaires : nous avons chaque fois pratiqué dans ce but la ligature aseptique de l'uretère gauche, ligature facile de ce côté par la voie lombaire. Dans tous les cas aussi, nous avons pratiqué l'injection dans une des veines latérales de l'oreille du lapin (1).

(1) Toutes nos expériences ont été pratiquées au laboratoire de bactériologie de la clinique des maladies des voies urinaires, à Necker, en collaboration avec notre collègue et ami Reblaub.

Expérience *n° 1*. — Ligature de l'uretère et injection le 8 novembre 1891. Injection d'une seringue de Strauss d'urine purulente renfermant des bacilles de Koch nombreux et plusieurs bactéries pyogènes, entre autres un bâtonnet liquéfiant la gélatine.

Mort le 10e jour — amaigrissement notable.

Autopsie. — Aucune lésion en dehors du rein gauche. Celui-ci a plus que doublé de volume, le bassinet et les calices renferment de l'urine purulente qui est recueillie aseptiquement. Les cultures n'ont montré, dans cette urine, que la présence d'un micro-organisme, le bâtonnet très abondant de l'urine injectée. Pas de bacilles de Koch.

L'examen du rein ne montre pas trace de lésion tuberculeuse.

Pour éviter l'infection du rein par des organismes étrangers, nous avons pratiqué, dans les expériences suivantes, l'injection de culture pure de tuberculose humaine diluée dans l'eau distillée.

Expériences ultérieures. — Ligature de l'uretère gauche le 30 décembre 1891 sur 2 lapins. Inoculation d'une seringue de Strauss de tuberculose humaine, le 3 janvier 1892. Les 2 animaux sont sacrifiés le 15 mars 1892 ; ils n'ont pas maigri et quelques jours après l'inoculation on avait pu commencer à sentir leurs reins gauches très augmentés de volume. A l'autopsie on ne trouve dans ces reins très dilatés que de l'urine absolument claire. Pas trace de tuberculose dans le parenchyme rénal.

Deux autres lapins sont inoculés par le même procédé, mais avec une autre culture que celle qui a servi la première fois, le 28 avril 1892, 6 jours après la ligature de l'uretère. Ils sont sacrifiés le 30 juin ; on ne trouve encore qu'une hydronéphrose aseptique.

Il semble donc qu'il faille des conditions particulières et que la rétention rénale ne suffise pas pour créer un terrain favorable au bacille de Koch. Peut-être faut-il que le rein soit déjà légèrement enflammé et nous cherchons actuellement à produire non plus une hydronéphrose comme dans les dernières expériences, mais une pyonéphrose. Reste à trouver le micro-organisme qui donne une pyonéphrose sans amener la mort rapide de l'animal comme dans l'expérience n° 1.

En clinique, cette lésion du rein, antérieure à la tuberculose primitive, sera bien rarement retrouvée : les données étiologiques de la tuberculose rénale manquent actuellement. Néanmoins il faut admettre cette lésion ancienne du rein qui prédisposera à la tuberculisation et qui de plus par son unilatéralité, rendra compte de l'unilatéralité de la tuberculose primitive du rein.

Dans la tuberculose secondaire, ces lésions du rein ne semblent nullement nécessaires : l'infection du rein se produira parce que les lésions vésicales se sont propagées de proche en proche, gagnant peu à peu l'embouchure de l'uretère et envahissant ce conduit. La disposition asymétrique des lésions vésicales, qui se localisent souvent pendant longtemps à une moitié de la vessie, explique qu'il n'y ait d'emblée qu'un uretère pris, par suite, qu'un rein, celui du côté des lésions vésicales. Plus tard le deuxième rein pourra se prendre, quand la seconde moitié de la vessie sera elle-même envahie, ou bien, sans cela, par infection sanguine, dans quelques cas.

L'absence ordinaire de rétention et de distension vésicales, causes des pyélonéphrites infectieuses bilatérales, par reflux de l'urine de la vessie dans l'uretère d'une part, la rareté des lésions vésicales symétriquement disposées dans la vessie d'autre part, expliquent pourquoi la tuberculose rénale double d'emblée est un fait très exceptionnel.

CHAPITRE III

Symptomatologie.

A. — Évolution clinique

α) La tuberculose rénale peut rester *latente* durant tout le cours de son évolution : les faits rapportés par Bruce Clarke, l'observation de Legueu déjà citée, un cas trouvé à l'autopsie il y a un an, dans un service de Necker, en sont la preuve. Dans ces cas il y a le plus souvent oblitération de l'uretère, et ces cas se sont vus dans la tuberculose primitive, aussi bien que dans la tuberculose secondaire. D'ailleurs dans cette dernière forme, on a souvent confondu les cas non reconnus, dont les symptômes se sont perdus dans les symptômes vésicaux, avec les cas véritablement latents.

β) Plus souvent le *début* seul est latent : les symptômes vésicaux et la pyurie sont les premiers symptômes de la tuberculose primitive ; l'apparition d'une tumeur rénale révèle la tuberculose secondaire. Parfois aussi un phlegmon périnéphrétique semblera sans cause, et à l'ouverture de la collection on trouvera un rein tuberculeux.

Les premiers symptômes sont toujours peu accentués quand ils existent et rendent le début très insidieux. De petites hématuries, des douleurs vagues vers la région rénale, parfois la découverte d'une polyurie avec légère albuminurie, tout cela chez un individu encore jeune et ayant des antécédents héréditaires le plus souvent, voilà ce qui doit faire penser à une tuberculose rénale au début.

γ A la *période d'état* les symptômes vésicaux et la pyurie fourniront les symptômes les plus accentués. Bientôt apparaîtra une tumeur rénale et surviendront des crises néphrétiques : l'état général se prendra, s'aggravant jusqu'à la mort qu'amènera, au bout de plusieurs années le plus souvent, la propagation des lésions à tout l'appareil urinaire et aux poumons, que hâtera parfois quelque complication.

B. — Étude analytique des symptomes

1° **Symptômes fonctionnels.** — a) Hématurie. — Elle n'est signalée que dans un nombre assez restreint d'observations : sur 39 cas Dickinson ne l'aurait rencontrée que 9 fois, et encore semblait-elle due dans 3 cas aux lésions vésicales. Smith la donne comme un symptôme du début et M. le professeur Guyon la compare comme dans la vessie à l'hémoptysie prémonitoire de la tuberculose pulmonaire. Nous l'avons trouvée chez un certain nombre de malades comme premier symptôme en date, et croyons qu'on la retrouverait plus souvent si on remontait suffisamment dans le passé du malade et si celui-ci se souvenait toujours de cet accident très léger, survenu sans douleur, transitoire, auquel il n'a guère attaché d'importance ou qu'il a même laissé passer inaperçu. Souvent en effet elle précède de plusieurs mois, parfois de 2 ou 3 ans, de 6 ans dans un cas de Czerny, tout autre symptôme. En plus elle se réduit souvent à peu de chose, colore à peine l'urine d'une miction d'un individu n'ayant encore aucune raison pour porter son attention sur son appareil urinaire : il est exceptionnel que l'hématurie soit assez considérable pour donner lieu à la formation de caillots pouvant provoquer de la douleur à leur passage dans l'uretère ou dans l'urèthre. Elle peut même être réduite à si peu de chose qu'il faille avoir recours à l'examen microscopique pour se convaincre de son existence. Elle survient de plus sans cause appréciable, aussi bien au repos qu'après une marche ou un exercice violent, le matin comme dans la journée ; et elle dure peu en général, rarement plus d'un jour, souvent l'espace de quelques heures, disparaissant sans cause, comme elle est survenue. Dans un seul cas (Czerny) nous l'avons trouvée se prolongeant pendant 3 mois. Elle peut ne jamais se reproduire ; plus souvent elle se répète, mais après une disparition parfois très longue, souvent de plusieurs semaines, parfois de plusieurs mois, c'est dire qu'elle est irrégulière : rien ne peut faire prévoir son retour. Le sang est intimement mêlé à l'urine d'une miction qui est uniformément colorée : jamais nous n'avons constaté de saignement terminal. A la période d'état de la tuberculose rénale, l'hématurie se montre plus rarement que dans la période prémonitoire où elle a seulement une valeur diagnostique.

b) Examen des urines. — L'urine peut rester limpide pendant la période du début de l'affection : nous verrons que le diagnostic à ce moment est très difficile et rarement fait. Dans la période ultérieure, la seule qu'on observe souvent, elle devient purulente.

Jusqu'à une période avancée de la maladie, même quand il y a oblitération partielle ou totale d'un des deux uretères, à la condition que le second rein ne présente pas de lésions pathologiques, la *quantité* d'urine reste normale, ou souvent même dépasse la normale. Il peut donc y avoir polyurie, surtout polyurie limpide ; plus tard polyurie trouble. Quand le second rein présentera des lésions avancées, la quantité d'urine diminuera progressivement et tombera au-dessous du taux normal : à ce moment l'issue fatale n'est pas lointaine. A une période moins avancée la quantité d'urine peut s'abaisser aussi, mais sans entraîner la même gravité immédiate : c'est au moment des crises de rétention rénale, dans ces cas l'urine devient moins abondante, tout à coup, pour quelques heures seulement, avec un cortège de symptômes spéciaux. Quant à l'anurie brusque on l'observe rarement en dehors des interventions trop tardives.

Tout au début, nous l'avons dit, les urines peuvent être limpides ; on les verra rarement telles quand le diagnostic tuberculose rénale sera bien établi. Presque toujours on les trouve troubles, franchement *purulentes*, tenant en suspension de nombreux grumeaux caséeux, de teinte pâle très souvent, parfois légèrement colorées par un peu de sang, ou avec quelques petits caillots. Contrairement à l'hématurie, essentiellement intermittente et passagère, la pyurie est continue : à partir du jour où elle s'est montrée elle est définitive. Cette pyurie a un autre caractère, c'est son abondance. L'urine des 24 heures recueillie va former au fond du bocal un dépôt épais, gluant, muco-purulent d'un gris sale ou verdâtre, dépôt pouvant présenter une hauteur de plusieurs centimètres, qui dans les périodes terminales va pouvoir former jusqu'à un cinquième ou même le quart de la totalité de l'urine rendue ; celle-ci au-dessus du dépôt reste d'ailleurs trouble. Une proportion aussi forte de pus dans l'urine suffit à elle seule pour indiquer l'origine rénale de la suppuration, jamais une cystite n'en peut donner autant. Si le dépôt purulent une fois apparu ne disparait pas, ce n'est pas une raison pour le voir chaque jour aussi abondant que la veille, il peut même subir d'assez fortes variations et dans plusieurs de nos observations on pourra le voir diminuer d'une façon très notable pendant quelques heures, parfois près de deux jours pour se montrer ensuite plus abondant que d'ordinaire, pendant une journée environ, avant de revenir à sa quantité normale. Cette diminution dans la pyurie s'accompagne de crises douloureuses, de diminution dans la quantité d'urine, et de symptômes généraux : elle est l'indice d'une rétention rénale, que viendra bientôt mettre en évidence la débâcle purulente.

Examen microscopique. — L'examen microscopique du dépôt confirme l'existence du pus ; on trouve toujours de très nombreux globules de graisse et leucocytes, et très souvent un certain nombre d'éléments anatomiques ; parfois des hématies, presque toujours des cellules épithéliales nombreuses, plus ou moins déformées, dont on ne reconnaît même pas toujours l'origine, qu'on reconnait d'autres fois pour des épithéliums du bassinet ou de la vessie, et au milieu desquels on trouve fréquemment chez la femme des cellules vaginales.

L'examen microbiologique permet parfois à lui seul de déterminer d'une façon définitive la nature de la lésion, c'est quand il démontre la présence du bacille de Koch. Trouvé pour la première fois dans l'appareil urinaire, sur des cadavres, par Lichtheim et Friedlander, celui-ci a été reconnu dans l'urine de malades en 1883 par Babès et Rosenstein, par Leube, par de Gennes à Necker. Koch n'aurait rencontré le bacille dans le pus venant de l'uretère qu'après avoir fait des cultures. Actuellement la recherche du bacille dans l'urine est partout un fait courant. S'il est caractéristique, à condition de savoir le distinguer du bacille du smegma (Herczel-Lustgarten) d'Alvarez-Tavel, il n'est toutefois pas toujours retrouvé dans les urines des malades cependant atteints, d'une façon certaine, de lésions tuberculeuses. Au laboratoire de Necker on le rencontre environ dans le tiers des cas. La lenteur que met le bacille à se développer (8 jours environ dans la tuberculose humaine) ; son expulsion continue par l'urine, dans laquelle il ne se développe pas, au moins dans l'organisme ; sa dilution énorme dans cette urine expliquent qu'il puisse peut-être manquer par moments dans l'urine, qu'au moins il y soit toujours peu abondant et qu'une seule préparation ne le montre pas toujours. Nous avons toujours fait un certain nombre de préparations, ne l'ayant pas trouvé dans une urine nous l'avons constaté parfois dans l'urine des jours suivants.

Il est donc peu abondant et doit être recherché dans le fond du dépôt et surtout dans les débris caséeux.

Nous avons ordinairement employé les procédés de Ziehl-Gabet et d'Ehrlich. Le bacille de Koch se montre sous forme d'un petit bâtonnet allongé, long de 3 à 5μ, à extrémités arrondies, tantôt droit, tantôt recourbé ou crochu, souvent continu ; mais se présentant parfois aussi sous forme de petits bâtonnets disposés bout à bout, aspect dû à des points qui ne se sont pas colorés. Dans quelques cas il est un peu plus gros et plus long qu'ordinairement. On les trouve parfois isolés, plus souvent ils sont agglomérés en forme de bouquet, de faisceau ou de fagot, ou bien encore sont disposés en chaîne. En dehors du bacille de Koch on peut rencontrer une grande variété de micro-organismes d'infection secondaire, bactéries vulgaires, parmi lesquelles on trouve souvent la bactérie pyogène urinaire.

Examen chimique. — A de très rares exceptions près, l'urine est acide : sa densité est presque normale. On y trouve de l'albumine en petite quantité : 2 à 3 grammes (rarement plus); une quantité plus considérable indique une affection médicale des reins ou souvent une dégénérescence amyloïde du second rein. L'urée reste longtemps en quantité suffisante et même à peu près normale : il est donc absolument indispensable de la doser avant toute intervention : c'est un des meilleurs signes permettant de juger si le second rein supplée le rein malade ou non. Les phosphates parfois très abondants, peuvent former une forte proportion du dépôt, leur présence peut devenir une gêne pour l'examen microbiologique : dans quelques cas aussi, avec ces phosphates ammoniaco-magnésiens, on trouve une assez grande quantité d'urates.

c) Douleurs — La douleur dans la tuberculose rénale est très variable comme caractères, comme siège, comme moment d'apparition. Elle peut manquer presque complètement.

Douleur rénale. — Elle peut être un symptôme de début, et précède dans plusieurs de nos observations tout autre signe d'un certain nombre d'années ; dans un cas observé par nous, les premières douleurs dataient de 5 ans, dans plusieurs cas dus à Bardenheuer, Polaillon, Tuffier, elles remontaient à 6 ans ; à 9 ans dans un cas de Czerny, et dans celui de Ch. Monod les premières crises s'étaient montrées 12 ans avant, comme dans une seconde observation de Czerny. Dans la plupart de ces cas les douleurs se montraient sous forme de crises néphrétiques, s'étaient reproduites à intervalles irréguliers ou avaient cessé, ne laissant aucune trace de leur passage. Il est difficile de les attribuer à une localisation tuberculeuse dans le rein : il est bien probable que des douleurs aussi anciennes sont dues à une affection du rein autre que la tuberculose, mais qui met le rein dans des conditions particulières favorisant le développement du bacille de Koch. Dans certains cas il semble bien que ces premières douleurs très éloignées soient dues à de petits calculs rénaux. Chez les malades pour qui la douleur semble être réellement le premier symptôme de la tuberculose, et le fait pour n'être pas fréquent n'en est pas moins réel et admis par Morris entre autres, cette douleur ne précède guère les autres symptômes que de quelques mois à 2 ans au plus. Plus souvent, elle ne se montre qu'après l'hématurie, ou les symptômes vésicaux, à la période d'état de la tuberculose. Parfois enfin elle n'apparaît que très tard.

Rien donc de plus variable que ce symptôme, sans rapport direct avec l'état du rein, et qui d'après Bardenheuer et Küster dépendrait de l'envahissement du bassinet et des lésions des branches nerveuses qu'il peut contenir. Nous verrons que parfois la douleur a réellement son point de départ dans le bassinet : mais nous ne pouvons affirmer qu'il en soit toujours ainsi. D'ailleurs il est des cas où la tuberculose rénale reste absolument silencieuse ; où nulle douleur ne la révèle pendant la vie et dans lesquels à l'autopsie on trouve cependant des lésions du parenchyme et du bassinet aussi avancées qu'on puisse voir.

Très variable par le moment où elle apparaît, la douleur localisée au rein ne l'est pas moins par ses caractères. Chez certains elle est presque nulle : ce n'est qu'une vague sensation de gêne, de pesanteur mal localisée dans la région lombaire, à peu près continue, il est vrai, mais si peu accentuée que le malade s'y habitue et ne s'en plaint pas. Parfois une véritable douleur vient par moments se surajouter à la sensation vague et à peu près continue : alors ce sont des élancements, des picotements, des sensations de brûlures ou de déchirures au niveau du rein malade, ces crises reviennent ordinairement sans cause appréciable : la marche, la pression, le décubitus latéral sont, en général, sans influence sur elles ; nous disons en général, car dans quelques cas la fatigue et le décubitus les réveillaient. Les explorations de la région lombaire faites méthodiquement par le chirurgien sont également bien supportées par la plupart des patients : ce n'est qu'en explorant brusquement qu'on réveille parfois une douleur profonde. Dans les cas où le moindre attouchement provoquera une douleur vive et superficielle, il faudra immédiatement songer à une lésion extra-rénale, à la formation d'un abcès périnéprhétique. La douleur rénale localisée sera rarement assez intense pour forcer le malade à s'aliter.

Douleur irradiée. — Les irradiations douloureuses dans la tuberculose des reins sont tout au moins aussi fréquentes que la douleur localisée. Comme cette dernière elles peuvent apparaître à toute période de la maladie et présenter tous les degrés d'intensité depuis la faible douleur passagère, à peine appréciable, jusqu'à la douleur aiguë, déchirante, qui peut arracher des cris aux patients. Les irradiations ne se produisent presque jamais vers le thorax et les membres supérieurs : elles peuvent se faire vers l'épigastre, faire songer à des crises gastralgiques ; elles peuvent se propager en ceinture, plus souvent elles descendent vers la fosse iliaque, vers l'aine, le membre inférieur et les organes génitaux externes, pouvant s'accompagner chez l'homme de rétraction du testicule.

Les crises durent quelques secondes ou quelques minutes, se répètent à des intervalles très variables et tendent en général à se rapprocher à mesure que la maladie progresse. La fatigue ou tout au moins les mouvements et la pression, n'ont ordinairement pas d'influence sur leur retour. Entre elles les mouvements des membres ne sont nullement gênés.

La douleur irradiée manque moins souvent que la douleur localisée.

d) Phénomènes réflexes. — Comme toutes les affections du rein, la tuberculose peut déterminer une série de phénomènes douloureux, soit du côté du second rein, soit du côté de la vessie ; on peut observer les réflexes réno-rénal et réno-vésical, établis par notre maître, M. le professeur Guyon.

Réflexe réno-rénal. — En dehors de toute altération pathologique nous avons pu constater chez plusieurs malades, des phénomènes douloureux plus ou moins prononcés du côté du second rein. C'est une douleur locale ou irradiée, qui n'arrive jamais à atteindre une intensité bien vive quand le rein n'est réellement pas malade, mais qui, dans les périodes de début, à l'époque où les douleurs sont peu vives aussi dans le rein tuberculeux, peut être aussi forte que celle du côté malade, et faire que le patient ne puisse préciser de quel rein il souffre le plus. En l'absence d'augmentation de volume du rein, le diagnostic du côté atteint serait impossible si le chirurgien n'avait d'autres ressources pour arriver à l'établir.

Le réflexe réno-rénal ne se manifeste pas seulement par la douleur ;

le rein malade agit aussi sur la fonction de son congénère et dans plusieurs de nos observations on pourra voir l'influence favorable de l'ouverture ou de l'ablation d'un rein tuberculeux, sur les douleurs et la fonction du second rein.

Ces douleurs du second rein sont importantes à connaître ; il faut savoir que pour indiquer une lésion véritable et empêcher une intervention elles doivent être corroborées par d'autres signes.

Réflexe réno-vésical. — Le réflexe réno-rénal peut manquer : le réflexe réno-vésical est presque constant dans la tuberculose du rein, il est même un signe précoce quand il n'est pas le premier en date. Toujours le malade souffre de la vessie ; ses mictions sont fréquentes et douloureuses, parfois impérieuses. Ces symptômes vésicaux peuvent être les seuls que l'on observe, sans la moindre douleur soit spontanée, soit provoquée du côté des reins.

Réflexes gastro-intestinaux. — Pour n'être pas fréquents, des troubles fonctionnels du côté du tube digestif se montrent parfois même en dehors de la période de cachexie. Le plus souvent ce sont des troubles gastriques : de l'inappétence, du dégoût de certains aliments, des nausées, des vomissements accompagnant presque toujours les crises de rétention rénale. La diarrhée s'observe assez fréquemment et chez une malade observée par nous (obs. 116), les seuls symptômes accusés étaient des alternatives très anciennes de constipation et de diarrhée, avec douleur vive dans la fosse iliaque, qui, en l'absence de symptômes vésicaux, auraient fait croire à une typhlite, n'était la constatation d'une tumeur rénale. On peut enfin observer du ténesme anal, principalement pendant et après la miction.

e) Symptomes vésicaux. — Pour un certain nombre d'auteurs, pour Newmann, Clarke, Roberts, entre autres, ces symptômes sont constants. Avec Thornton et Bardenheuer nous croyons que les cas où on ne les rencontre pas, sont très exceptionnels et répondent à une disparition spéciale des lésions du rein non ouvertes dans le bassinet, ou sans communication avec la vessie par suite de l'oblitération précoce et complète de l'uretère.

Dans bien des cas ce sont les premiers symptômes qui attirent l'attention du malade.

La miction est fréquente et douloureuse ; il est probable que dans beaucoup de cas fréquence et douleur se montrent au même moment car les malades les accusent généralement en même temps sans pouvoir dire si l'une a précédé l'autre.

Les caractères de la *douleur* sont très variables au point de vue intensité, durée, moment. Chez les uns c'est une légère sensation de constriction se faisant sentir au niveau du col de la vessie et dans l'hypogastre, au moment où le besoin d'uriner se produit et qui, dès l'émission des premières gouttes d'urine, se propage le long de l'urèthre sous forme de cuisson. Cette douleur va en augmentant en général un peu jusqu'à l'émission des dernières gouttes d'urine, persiste quelques secondes encore, puis se calme peu à peu, pouvant n'avoir duré en tout que 2 ou 3 minutes. Chez d'autres au contraire c'est la douleur véritablement atroce, et qu'on ne soupçonne pas quand on ne l'a pas vue. Subitement une douleur horrible se fait sentir dans le petit bassin, et vers le périnée : il semble au malade qu'on lui « torde, déchire, arrache » la vessie. Il s'accroupit, fait des efforts, se congestionne, pousse des cris de douleur pendant quelques secondes, parfois une ou deux minutes, avant que les premières gouttes d'urine puissent s'écouler. Alors au spasme vésical s'ajoute une sensation de brûlure atroce le long de l'urèthre, sensation qui ne fait qu'aller en augmentant pendant que les quelques grammes d'urine contenues dans la vessie s'écoulent presque goutte à goutte. La miction terminée, la douleur dans le petit bassin, vers le périnée, le long du canal, le ténesme anal parfois, persistent encore un moment à leur maximun. Le malade reste accroupi, ou à genoux le tronc ployé, la tête contre terre ou bien se roule en criant, en se frottant avec rage le périnée et les organes génitaux externes. Puis peu à peu la douleur se calme et cesse enfin pour quelques minutes. Nous avons vu des malades dont chaque crise durait avec cette violence de 4 à 5 minutes et qui jour et nuit urinaient ainsi 5 à 6 fois par heure !

Dans le court intervalle de deux mictions le malade reste comme anéanti. Sans doute la douleur de la miction est loin d'être souvent aussi horrible, sans doute elle ne se montre à ce degré que chez les malades dont la vessie elle-même est envahie (c'était le cas de nos deux malades) ; mais il faut savoir qu'elle peut se présenter telle et qu'entre elle et la douleur légère on peut observer tous les degrés.

La *fréquence* des mictions marche ordinairement de pair avec la douleur ; le malade peut n'uriner que toutes les 2 ou 3 heures, ne se réveiller que 2 ou 3 fois la nuit, il peut aussi uriner jour et nuit d'une manière presque incessante, toutes les 10 à 15 minutes, parfois même plus souvent, ayant à peine quelques minutes de répit entre deux mictions. Comme pour la douleur extrême la fréquence incessante se montre surtout quand la vessie est envahie, mais parfois aussi quand elle n'a que des lésions minimes. Morris cite un malade qui urinait environ 160 fois par 24 heures et dont la vessie, à l'autopsie, ne montrait que quelques rares et récentes granulations, et lui aussi note la diminution de fréquence de la miction après la néphrotomie, fait qui montre bien l'influence du rein sur les symptômes vésicaux.

La miction est *impérieuse :* c'est son troisième caractère.

Dès que la vessie contient une quantité d'urine déterminée pour chaque malade aux différentes périodes de son affection, cette vessie se contracte subitement et instantanément ; le malade doit obéir et uriner. Les troubles de la miction une fois apparus ne rétrocèdent pas spontanément : ordinairement ils vont toujours en s'aggravant, et les rares périodes d'accalmie qu'on observe parfois en dehors de toute intervention, ne sont que passagères.

Dans quelques cas on peut observer d'autres troubles dans l'excrétion urinaire : tantôt de l'incontinence, tantôt de la rétention ; l'une comme l'autre surviennent surtout chez les malades ayant des lésions de la prostate, comme nous l'avons observé chez un enfant de 6 ans, et, contrairement aux autres symptômes vésicaux, essentiellement persistants, elles ne se montrent ordinairement que comme accidents de courte durée.

f) État général. — L'état général s'altère rarement dès les premières phases de la tuberculose rénale primitive ; dans la tuberculose secondaire, au contraire, la santé générale, souvent compromise déjà par l'ancienneté des lésions vésicales, devient vite très précaire. Les symptômes généraux n'ont rien de bien spécial : amaigrissement, perte des forces, anorexie, vomissements ou nausées, diarrhée parfois rebelle, comme peuvent être les vomissements, même en dehors de toute lésion tuberculeuse intestinale ou péritonéale ; enfin insomnie et sueurs nocturnes ; dans la dernière période on observe souvent un délire tranquille.

La température est celle des affections tuberculeuses, elle manque, ou reste longtemps très légère dans les cas ordinaires, et sans complications ; c'est le soir qu'elle se montre accompagnée de petits frissons et parfois de sueurs, au thermomètre on trouve 38° environ. Elle ne s'élève à 39° et plus, qu'à la période ultime ou quand se produit une complication : abcès périnéphrétique ou rétention rénale. En même temps la langue devient rouge, sèche et râpeuse.

Ces signes n'ont rien de caractéristique, mais, nous le répétons, s'ils sont en général tardifs, leur étude attentive devra peser d'un grand poids dans toute détermination opératoire.

2° **Signes physiques.** — Tumeur rénale. — D'après Dickinson, le rein tuberculeux arriverait rarement à former tumeur ; avec la majorité des auteurs, et Newmann entre autres, nous pensons au contraire que, pour qui sait apprécier le volume du rein, on trouve assez tôt une augmentation de volume légère, mais appréciable.

Quand les lésions sont avancées il est rare, mais possible cependant, de ne pas trouver un gros rein, nous en avons pour notre part observé un cas auquel déjà nous avons fait allusion. La tumeur rénale, pour exister, n'est toutefois pas énorme, au moins dans bien des observations, et la périnéphrite adipo-scléreuse entre souvent pour une forte part dans sa constitution : une observation de Tuffier montre même, après la néphrectomie sous-capsulaire, la persistance d'une tumeur formée par les enveloppes très épaissies, tumeur ayant tous les caractères d'un gros rein.

Souvent le rein déborde le rebord costal de 2 ou 3 travers de doigt, parfois il atteint le niveau de l'ombilic, ou même le dépasse plus ou moins, pouvant atteindre la fosse iliaque. Il peut s'étendre en dedans au delà de la ligne allant de l'ombilic à l'appendice xiphoïde. Rarement la tumeur est assez volumineuse pour déterminer une déformation appréciable à l'œil, soit du côté du ventre, soit du côté de la fosse lombaire, et jamais nous ne l'avons vue déterminer des troubles trophiques ou de l'œdème par compression, comme l'avance Gaultier. Cette tumeur peut subir des variations de volume de 2 ou 3 cent., parfois plus, d'un jour à l'autre ; ces variations répondent aux crises de rétention rénale. D'une façon générale, en dehors de ces crises, le rein n'augmente que très lentement.

L'examen du ventre et de la fosse lombaire ne donne, avons-nous dit, pas de renseignement sur l'existence d'une augmentation de volume du rein, et la constatation d'une voussure lombaire indique presque toujours la formation d'un phlegmon périnéphrétique. La percussion n'indique rien en arrière ; en avant elle peut donner, comme dans toute tumeur rénale, une zone de sonorité due à la présence du côlon en avant de la tumeur ; la palpation simple peut révéler une très grosse tumeur, elle laisse passer inaperçue une tumeur moyenne.

C'est à la palpation bimanuelle qu'il faut avoir recours pour apprécier le volume exact, la conformation de la surface, la mobilité du rein et sa sensibilité. Nous n'avons pas à décrire ici la façon de faire ce palper bimanuel, qui donnera le ballottement rénal de Guyon (1886); nous ne pourrions que répéter la magistrale description de notre maître (1). Par le palper lombo-abdominal et le ballottement, on se rend un compte exact de la sensibilité du rein : nulle dans un certain nombre de cas, elle n'est, quand elle existe, pas bien vive et il est rare, qu'en dehors de la formation d'une collection périrénale, elle devienne une gêne pour l'exploration. En même temps qu'on recherche la sensibilité, on constate non seulement la présence d'une tumeur rénale, mais le ballottement rénal permet encore de reconnaître exactement les limites de la tumeur en bas et en dedans, et d'arriver ainsi à suivre les modifications de volume qu'elle peut présenter. Enfin il permet d'étudier la surface du rein et de constater parfois la présence de bosselures. Sans arriver à sentir de fluctuation, on se rend compte qu'on a affaire à une tumeur d'une consistance moyenne. Nous devons dire qu'à côté du procédé d'exploration du rein du professeur Guyon, nous avons employé souvent celui d'Israël (2) après l'avoir vu pratiquer par ce chirurgien, et que nous le considérons comme un très bon moyen, dont on doit savoir se servir dans certains cas.

3° **Accidents de rétention.** — Rétention rénale. — Chez presque tous les tuberculeux rénaux primitifs ou secondaires, mais en tous cas avec envahissement de l'uretère, nous avons vu survenir et se répéter cet accident qui peut devenir une indication opératoire. Subitement le malade est pris de douleurs vives, parfois terribles et très aiguës, empêchant tout repos, s'irradiant le long de l'uretère, gagnant le testicule, qui se rétracte, et le membre inférieur. En même temps surviennent des nausées, des vomissements répétés, empêchant l'absorption de tout aliment ou liquide, et la température s'élève rapidement, atteignant parfois 40°,5, même le matin ; le pouls s'accélère, est petit ; le malade a de fortes sueurs. Si pendant cette crise on examine le rein, on constate au bout de quelques heures qu'il a augmenté de volume de 2 ou 3 travers de doigt et qu'en même temps il est

(1) F. Guyon. *Diagnostic des affections chirurgicales des reins.* Paris, Coccoz, 1891.
(2) J. Israel. Ueber Palpation gesunder and kranker Nieren. *Berlin. klin. Woch.*, n° 7, 1889.

devenu douloureux. Du côté de l'uretère on peut sentir un cordon dur, comme avant la crise, mais plus douloureux que normalement, surtout en un point parfois limité : on ne sent toutefois pas de noyau spécialement épaissi et dur. Si enfin on a l'habitude de recueillir journellement les urines on constate que depuis la crise l'urine est moins abondante et surtout beaucoup moins purulente. Au bout de 12 à 24 heures, peut-être plus, les douleurs s'éteignent peu à peu, le lendemain on trouve le rein ayant repris son volume normal, ou à peu près, et moins douloureux ; on constate que la quantité d'urine est plus grande que normalement et que le dépôt purulent dépasse aussi sa hauteur ordinaire ; il y a eu une débâcle purulente. Les crises se répètent, allant souvent en se rapprochant, souvent en augmentant d'intensité et de durée, retentissant fortement sur l'état général, qui à partir de ce moment va rapidement en faiblissant, et fréquemment aussi sur l'état fonctionnel du second rein par réflexe réno-rénal. Ces crises sont dues à l'oblitération passagère de l'uretère rétréci par un débris caséeux.

4° **Accidents d'infection périrénale.** — PHLEGMON PÉRINÉPHRÉTIQUE. — La suppuration de l'atmosphère périrénale peut se montrer à toutes les périodes de la tuberculose du rein, aussi bien comme premier symptôme qu'à une période ultime de la maladie. Dans quelques cas en effet, sans symptômes rénaux ou vésicaux antérieurs on voit se former un abcès, et on trouve à son ouverture des lésions rénales tuberculeuses, parfois si peu accentuées, qu'elles resteraient ignorées, si de parti pris, on n'examinait pas le rein.

La marche de ces abcès est très variable : tantôt la collection se forme d'une façon insidieuse, sans grand fracas, sans température plus élevée que celle due à la lésion du rein, sans douleur, comme un véritable abcès froid, tantôt au contraire, la suppuration de l'atmosphère périrénale se fait en quelques jours (obs. 25), s'accompagnant de symptômes généraux graves, de douleurs violentes qui attirent immédiatement l'attention du malade et du chirurgien. L'abcès périnéphrétique tuberculeux se montre avec les signes physiques ordinaires des collections rétro-rénales. Elles impliquent une intervention rapide et large, tant en raison de leur retentissement sur l'état général du malade que de leur marche envahissante ; nombreux sont les cas où la suppuration gagne le psoas, la fosse iliaque, voire même le membre inférieur (obs. 21), et si l'ouverture de l'abcès se fait rarement dans le péritoine, on peut la voir se produire du côté du diaphragme dans la cavité pleurale (obs. 13), par exemple.

DEUXIÈME PARTIE

CHAPITRE PREMIER

Résultats opératoires.

A. — Néphrotomie

La littérature médicale française et étrangère ne nous a permis de réunir qu'un nombre relativement peu considérable de néphrotomies pour tuberculose rénale. Cette pauvreté ne nous a pas autrement surpris. La néphrotomie est une opération considérée comme trop facile (nous verrons que bien faite elle exige cependant une certaine habileté) et pas assez brillante pour qu'on soit tenté de faire montre de pareille intervention : on la fait, mais on ne le dit pas. Il y a une seconde raison : dans les néphrotomies pour suppurations rénales non calculeuses publiées, il y a évidemment un nombre assez considérable de cas d'origine tuberculeuse, mais dans lesquels le diagnostic n'était pas exactement établi jusqu'à ces dernières années.

Quoi qu'il en soit, nous avons réuni 35 cas, dont 10 observés par nous, ce qui nous permet de juger d'après ce que nous avons vu. A ces 35 néphrotomies simples, nous devons en ajouter 20 autres suivies de néphrectomie secondaire, ce qui nous fait un total de 55 observations.

Sur ces 55 néphrotomies 21 on été suivies de mort ; 34 ont donné la guérison ou plutôt une amélioration notable.

1° Des 21 morts 7 seulement ont suivi de peu l'opération et lui sont attribuables : on pourrait peut-être même dire de plusieurs d'entre elles qu'elles sont attribuables à l'extrême débilitation des sujets épuisés par une longue suppuration, et que l'opération a bien peu hâté l'issue fatale.

C'est ainsi que 4 fois on peut invoquer autant que le *shqck*, la *débilitation* intense des opérés (obs. 6, 7, 10 et 23), chez lesquels la mort survient de quelques heures à 5 jours après l'intervention.

L'*urémie* cause la mort au 11e jour, dans l'observation 14, chez un malade porteur de tuberculose rénale double.

La *septicémie* enfin emporte les malades dans les obs. 1 et 31.

En tant qu'opération la néphrotomie dans la tuberculose n'est donc pas bien grave, si l'on songe à l'état des sujets chez lesquels elle est ordinairement pratiquée, puisqu'elle ne donne qu'une mortalité immédiate de 12,72 0/0.

Les 14 autres morts sont survenues dans une période qui a varié de quelques semaines à 3 ans : dans tous ces cas une amélioration plus ou moins appréciable, tant générale que locale, a toujours précédé la mort. Elle est imputable :

A la *généralisation tuberculeuse* à l'appareil urinaire entier et souvent aussi aux poumons. C'est là la cause de mort la plus fréquente. Nous la rencontrons dans les observations 2, 13, 24, 30, 34 et 35. Mais déjà dans ces cas le bénéfice de l'intervention est manifeste pour un temps variable, parfois même assez considérable (plus de 2 ans dans l'obs. 35) ;

Aux progrès de la *cachexie*. La suppuration persistant, au bout d'un temps variable l'affaiblissement réapparaît et s'accentue : on trouve ordinairement de la *dégénérescence amyloïde* dans différents viscères, en particulier dans le second rein : telles sont les obs. 5 et 19 ;

A l'*insuffisance de l'intervention*. Tantôt l'incision rénale est insuffisante, incomplète, n'ouvre pas toutes les cavernes : c'est la faute avouée par Madelung dans les obs. 16 et 17. Tantôt, comme dans l'obs. 20 de Tuffier, le chirurgien peut même ne pas tomber sur le foyer caséo-purulent, tout en s'aidant de ponctions exploratrices.

Enfin dans deux cas (8 et 9) les malades meurent d'urémie sans que l'autopsie vienne révéler la nature de la lésion du second rein.

En ajoutant ces morts tardives à la mort rapide, on voit la néphrotomie nous amener à une mortalité de 38,18 0/0.

2° Les 34 cas favorables sont-ils vraiment des guérisons ? Nous allons voir ce qu'il faut en penser, par l'analyse soignée des observations.

a) Dans 3 cas il y aurait eu guérison sans fistule persistante, guérison vraie. Dans l'obs. 3 l'opérateur ne peut même pas affirmer avoir ouvert le rein : peut-être n'a-t-il incisé qu'un abcès périnéphrétique. Ceci suffirait déjà à refuser le cas comme démonstratif. Mais il y a plus : pas d'examen bactériologique ni de culture qui prouve la nature tuberculeuse de la lésion, et, fût-elle prouvée, pas de raison pour admettre que la fistule est restée fermée plus longtemps que de novembre 1879 à janvier 1880 (date de la publication), puisque déjà fermée une fois on avait dû réouvrir la collection. Le diagnostic de Thornton, dans l'obs. 4, ne repose pas non plus sur un examen bactériologique ; mais sur ce fait que le chirurgien a vu des granulations sur la muqueuse du bassinet : il n'ouvre aucune caverne dans le parenchyme rénal. En un mois la plaie est cicatrisée et la guérison se maintient au bout de 5 ans. La rareté de la tuberculose rénale primitive débutant par le bassinet, si tant est qu'elle existe, nous autorise à conserver un doute sur la nature de granulations non examinées histologiquement, et sur lesquelles d'ailleurs Thornton lui-même n'est pas affirmatif.

Reste le dernier cas, celui de Ris (obs. 18), confirmé par un examen bactériologique positif ; mais dont le résultat est indiqué 4 mois après l'intervention, quelques jours après la fermeture de la fistule.

Il est permis de douter de la persistance de cette cicatrisation et de se demander quel a été le résultat final.

b) Les malades dans les 31 autres cas ont bénéficié d'une amélioration plus ou moins marquée, tout en conservant une fistule lombaire.

Les *douleurs* rénales les plus vives, souvent accompagnées de rétention rénale subissent toujours un amendement considérable, parfois même cessent complètement sitôt le rein ouvert : on peut s'en convaincre par la lecture des observations 21, 22, 25 et 32 entre autres, et de l'observation 35, malgré son issue fatale tardive.

L'influence de la néphrotomie sur les *symptômes vésicaux* n'est pas moins nette : presque tous nos opérés ont, au bout de quelques jours, présenté des mictions moins fréquentes et surtout moins douloureuses : les observations 21, 25, 27, 28 et 30 montrent plus particulièrement ce résultat.

La néphrotomie n'agit pas uniquement sur la douleur : elle met encore le second rein dans des conditions plus favorables à son fonctionnement et chez beaucoup de malades nous avons observé une *augmentation* légère mais appréciable dans la quantité d'urine des 24 heures. Cette augmentation est surtout manifeste dans l'observation 22 ; où de 600 gr., au moment de l'opération, l'urine arrive en quelques jours à 1500 gr., et plus, pour rester à ce taux depuis.

Enfin, dans tous les cas où l'ouverture du rein est largement faite, où tous les foyers sont drainés, l'*état général* se relève : la fièvre tombe totalement quand d'autres lésions ne l'entretiennent pas, l'appétit, le sommeil reviennent avec la disparition des douleurs ; rapidement les forces réapparaissent avec un certain degré d'embonpoint. Toutes nos observations montrent plus ou moins cette rénovation. qui, pour ceux ayant vu les malades, est une véritable résurrection (obs. 21, 22, 25, 27 et 29) et qui est des plus manifestes même dans des cas malheureux (obs. 24 et 30).

Si le résultat obtenu par la néphrotomie persiste indéfiniment, si les malades peuvent revivre la vie ordinaire, on peut considérer cette opération comme donnant la guérison, en dépit de la persistance d'une fistule. Malheureusement nous ne connaissons pas de cas authentique démontrant qu'il puisse en être ainsi. Nous saurions que la malade de Ris (obs. 18) reste aujourd'hui guérie que nous pourrions encore douter pour l'avenir, l'opération ne datant que de 3 ans. Quand en 1890, Bureau publiait l'observation 35 il pouvait, lui aussi, considérer la malade comme guérie, depuis elle est morte ! C'est dire qu'il serait important ici, comme pour toutes les opérations, de donner les résultats éloignés de la néphrotomie. Jusqu'à plus ample informé nous ne connaissons pas de guérisons : mais, nous avons constaté des améliorations considérables, équivalent parfois pour un temps assez long à une guérison. Si le cas de Thornton était vraiment tuberculeux (obs. 4) il aurait donné une guérison absolue (?) pendant 5 ans au moins. Ce qu'il y a de certain c'est que plusieurs opérés de notre maître sont restés améliorés, pour ne pas dire guéris pendant près de 3 ans (obs. 35), pendant 1 an 1/2 (obs. 21), que d'autres, datant de plus de 1 an (obs. 22 et 25) sont actuellement encore en très bon état, se considèrent, quant à eux, comme guéris.

Mais il faut savoir que ces cas sont l'exception ; qu'il est peut-être bon de ne pas trop compter avec eux. Souvent l'amélioration n'est en effet que temporaire, dure à peine quelques mois, comme dans l'observation 24 ; plus souvent encore elle ne dure que quelques semaines (obs. 33, 15 et celles où la mort survient en quelques mois).

En s'en tenant à l'état actuellement connu des malades, nous obtenons une statistique de :

55 néphrotomies avec une mortalité de 38,18 0/0.

Cette statistique est moins bonne que celle de :

Newmann : 20 cas avec 6 morts, soit 30 0/0 ;

Et de Guyon : 9 cas avec 2 morts seulement, soit 22 0/0.

On ne sait que trop à quelles variations peuvent donner lieu les statistiques pour s'étonner de ces différences. Que notre travail ait été publié quelques semaines plus tôt et 3 morts, survenues depuis peu, passaient au compte des guérisons ; que nous sachions ce que sont devenus les malades dits guéris, des auteurs étrangers, et nous doutons fort qu'il reste beaucoup de survivants. D'ailleurs les même écarts se retrouvent dans les statistiques de néphrotomies pour affections suppurées prises en bloc :

Celle d'Hartmann donne une mortalité de 41 0/0.
d'Otis — — 34 0/0.
de Tuffier ne donne plus que 13 0/0.

De ces chiffres nous ne retiendrons donc qu'un enseignement : c'est que la néphrotomie est une opération relativement *peu grave*, puisqu'elle ne donne qu'une mortalité opératoire de 12,72, 0/0, tout en étant presque toujours pratiquée dans de très mauvaises conditions, chez des gens profondément débilités, parfois presque moribonds, souvent porteurs de lésions tuberculeuses multiples. Plus tard les chiffres n'indiquent rien ; pour obtenir un résultat vrai, il faudrait avoir un ensemble d'observations toutes suivies pendant une période déterminée, de quelques années, après l'opération. Mais il nous reste l'analyse des observations, et celle-ci montre que la néphrotomie sans avoir jamais donné de guérison absolument indéniable, a presque toujours amené une amélioration notable dans l'état des malades, que cette amélioration porte à la fois sur l'état général et sur l'état local, qu'elle se maintient presque toujours quelques semaines au moins, parfois quelques mois ou même deux ou trois ans.

La néphrotomie est donc une opération utile dans les lésions tuberculeuses du rein et d'autant plus précieuse que dans un certain nombre de cas elle rendra possible une opération beaucoup plus radicale, dont on pourra peut-être espérer une guérison définitive : nous voulons parler de la néphrectomie secondaire.

B. — Néphrectomies

I. **Néphrectomies primitives.** — N. lombaires. — Les 65 néphrectomies primitives lombaires que nous avons recueillies donnent 26 morts et 39 guérisons.

1° Des 26 décès, 19 surviennent rapidement et sont attribuables :

a) Au *shock*. La mort survient en quelques heures, sans qu'on trouve forcément ni même souvent de lésions du second rein. Elle survient chez des individus trop profondément débilités (obs. 38, 47, 97), ou dans les cas où l'opération est longue et laborieuse : dans l'observation 39, Golding Bird avait pratiqué la résection de la 12e côte ; dans l'observation 95, Dumur avait dû suturer le côlon adhérent et déchiré au cours de l'opération. Dans les cas 44 et 53 enfin, pratiqués chez de jeunes enfants, la mort, en l'absence d'indications plus précises, peut encore être attribuée au shock.

b) A l'*anurie*. La mort survient souvent en quelques heures, parfois en quelques jours seulement, le malade n'ayant pas uriné ou n'ayant émis que des quantités d'urines tout à fait insuffisantes. L'autopsie, dans ces cas, révèle, chaque fois qu'elle est faite, des lésions du second rein, lésions tuberculeuses ou non (obs. 48, 82, 84, 85, 93).

c) A la *septicémie*. Elle cause la mort dans deux cas : une fois en 48 heures (obs. 90), une fois au huitième jour (obs. 49) ;

5 fois enfin, la mort survient plus ou moins rapidement sans cause bien déterminée (obs. 43, 52, 56 (vomissements opiniâtres ?), 88 et 89).

Les 7 autres décès se produisent plus ou moins tardivement et sont dus :

A la *perforation de l'intestin*. — Dans deux cas, des abcès perforent l'intestin ; l'un s'ouvre dans le duodénum, 5 semaines après la néphrectomie et cause la mort 15 jours après (obs. 46), l'autre s'ouvre dans le côlon, 13 jours après la néphrectomie : la mort survient au bout de 10 mois (obs. 58).

A la *généralisation tuberculeuse* qui poursuit son cours dans les poumons et le second rein : observations 65, 87 (mort en 4 mois) et 76 (mort en 8 mois).

A la *dégénérescence amyloïde du second rein* qu'on peut attribuer, dans l'observation 55, à la persistance d'une fistule lombaire (mort au bout de deux ans). Dans le second cas (obs. 64), on trouve en plus de la gangrène pulmonaire (mort en 3 mois).

2° Les 39 *guérisons* n'ont pas toutes la même valeur au point de vue de la guérison définitive :

Plusieurs observations rapidement publiées ne peuvent guère être utilisées que pour établir le degré de gravité immédiate de la néphrectomie : il est difficile de préjuger du sort ultérieur de malades qui souvent sont encore en traitement, dont la cicatrisation n'est pas encore terminée, comme c'est le cas pour les observations 50, 74, 79, 80, 94, publiées plus ou moins rapidement : on ne peut que s'arrêter à ce qu'en disaient les auteurs à ce moment. Les malades allaient bien, mais conservaient encore une fistule et, en général, des urines troubles. C'est sans doute aussi le cas des observations 81 et 83.

Si dans les cas précités on peut espérer une guérison radicale, il n'en est pas de même de plusieurs autres dont les auteurs semblent prédire l'issue fatale. Dans l'observation 75, la néphrectomie a été pratiquée avec un état général très grave et des lésions pulmonaires et vésicales au début ; après 7 mois de grande amélioration, l'état vésical commence à s'aggraver. Il est encore permis de douter de la guérison définitive quand les douleurs et la pyurie ne sont que diminuées au bout de 2 mois (obs. 92), quand les urines restent purulentes après 6 mois (obs. 78, 100) et que les auteurs doutent de l'état du second rein.

Le succès est, heureusement, mieux affirmé dans d'autres interventions. Une guérison des plus concluantes est donnée par Bardenheuer (obs. 41) : c'est l'observation d'un enfant qui, pendant 3 ans, reste sans présenter le moindre symptôme, puis meurt de scarlatine, et à l'autopsie duquel on ne découvre pas trace de tuberculose. Un tel cas dit plus en faveur de l'opération que ceux où l'on déclare au bout de quelques mois que la plaie est cicatrisée, que l'état général est bon (obs. 36, 40, 45, 54, 57, enfant de 1 an 1/2, 62, 67, 72).

La lecture de toutes les autres observations semble indiquer une guérison radicale, sans fistule, sans douleurs, avec un bon état général et des urines à peu près claires ; mais selon les cas, cette guérison se maintient depuis plus ou moins longtemps et a donc plus ou moins de valeur. Elle date de :

Moins de un an dans les observations 70, 96 et 99.

Un an et plus dans les observations 66 (le malade s'est marié 13 mois après l'opération), 68, 71, 73, 77 et 98.

2 ans et plus dans les observations 63, 69 et 86 (femme qui, au bout de 2 ans, subit une ovariotomie double).

3 ans dans le cas 60.

4 ans : observations 37 (cas d'un homme à qui, 2 ans après la néphrectomie, on a pratiqué la castration pour une épididymite tuberculeuse), 59, 61.

6 ans, observations 51 et 91.

Enfin le cas donné comme guérison la plus ancienne que nous ayons rencontrée est de Bardenheuer et datait de 8 ans quand il en parlait (obs. 42).

N. ABDOMINALES. — D'après nos recherches, la néphrectomie abdominale primitive a été pratiquée 19 fois, avec 7 morts et 12 guérisons,

1° Le *shock* entre comme cause de la mort dans les 48 heures, dans 3 obs. (111, 112, 116) de tuberculeux rénaux très affaiblis. L'opération dans le cas 111, fut de plus rendue très laborieuse par l'existence d'adhérences vasculaires.

L'*anurie* cause la mort deux fois : obs. 103 et 115 ; pas d'autopsie.

La *blessure de la veine cave* entraîne dans l'obs. 109 la mort immédiate par hémorrhagie.

Dans un dernier cas (104) la cause de la mort reste inconnue.

2° 4 observations ont peu de valeur au point de vue de la guérison définitive : nous ne savons pas depuis combien de temps reste guérie la malade de l'obs. 102 ; les obs. 114 et 118 et surtout 106 sont trop récentes pour permettre d'affirmer la guérison.

Dans un cas, 117, le résultat semble médiocre, la malade conservant des douleurs et du pus dans les urines.

Dans 2 cas, la guérison se maintient depuis 1 an (obs. 113 et 119),

Dans les autres elle se maintient depuis :

2 ans : observat. 110.
3 — — 108.
5 — — 107.
6 — — 105 (malade mariée depuis et accouchée).
8 ans enfin. obs. 101.

II. — **Néphrectomies secondaires.** — Sur 20 néphrectomies secondaires nous n'en avons rencontré qu'une seule (obs. 132) qui ait été pratiquée par la voie abdominale : elle fut d'ailleurs suivie de succès. Sur les 19 lombaires, 7 ont donné la mort.

L'*urémie* cause 2 fois la mort : au 10e jour dans l'obs. 129 où la néphrectomie est pratiquée 5 mois après la néphrotomie ; en quelques heures dans le second cas (131) opéré 7 semaines après la néphrotomie : dans les 2 cas, on trouve des calculs dans le second rein.

Tuberculose généralisée. — Dans les obs. 136 et 138, on trouve après la mort, qui survient 10 jours et 2 mois après l'ablation du rein, des lésions tuberculeuses généralisées au 2e rein et aux poumons. Les néphrotomies antérieures dataient de 8 et 2 mois.

Les progrès de la *cachexie* amènent la mort en 2 mois chez un enfant de 3 ans chez qui on pratique une néphrectomie secondaire précoce (obs. 124).

Deux fois enfin, sans autopsie, la mort survient rapidement, au 6ᵉ jour (obs. 135) sans doute encore par tuberculose rénale double, la néphrotomie n'ayant pas donné de résultat, et au 3ᵉ jour (obs. 137) dans un cas où on avait tenté l'oblitération de la fistule lombaire consécutive à la néphrotomie.

2° Les guérisons sont récentes dans 9 cas, dont 4 conservent encore une fistule : ce sont les obs. 120 (néphrectomie sous-capsulaire), — 130 (néphrectomie secondaire tardive : 3 ans après la néphrotomie), — 125 et 127 (néphrectomies tardives : 1 an après l'ouverture du rein). Au contraire il y a déjà cicatrisation parfaite dans les néphrectomies secondaires précoces des obs. 128 et 139, et dans les 3 suivantes où il y a un intervalle de 3 mois et plus entre les 2 interventions : obs. 133, 134, 122.

A la suite de la néphrectomie secondaire précoce de l'obs. 121, le malade se rétablit complètement pendant 3 ans, au bout desquels il commence à présenter des signes de tuberculose pulmonaire.

La guérison se maintient dans les obs. 123, 132 et 126 (après 4 ans).

G. — Valeur des procédés opératoires

A l'encontre de la néphrotomie, qui n'a pu nous montrer un seul exemple de guérison absolue, nous voyons la néphrectomie nous en fournir un certain nombre de cas. Depuis plusieurs années des malades sont restes guéris et ont pu s'occuper comme jadis, au point de pouvoir se marier, et même de faire une grossesse ou subir avec succès une ovariotomie double. Qu'une maladie quelconque les emporte, et à l'autopsie on pourra ne pas rencontrer trace de tuberculose.

Est-ce à dire que toutes les guérisons sont radicales après la néphrectomie. Nous sommes loin de le penser ; nous croyons au contraire qu'un certain nombre des malades portés guéris, sont morts depuis, du progrès des lésions urinaires qui existaient souvent au moment de l'opération. Nous croyons que d'autres sont morts tuberculeux, plus tard, après être restés guéris du côté de leurs voies urinaires. La néphrectomie, pas plus que toute autre opération pour tuberculose locale, n'agit sur la tuberculose, disait le professeur Guyon dans une clinique : en enlevant un foyer malade le chirurgien ne peut avoir l'ambition de mettre pour toujours à l'abri de la tuberculose un individu qui y est prédisposé, souvent par ses antécédents héréditaires, et toujours par ses antécédents personnels. Le rôle du chirurgien terminé, c'est au médecin à commencer le sien.

Si la néphrectomie peut amener la guérison, trop souvent aussi elle peut donner la mort : elle la donne à un moment variable selon les cas, tantôt quelques mois, quelques années même après l'opération, tantôt au bout de quelques jours ou de quelques heures à peine. Nous avons cru devoir distinguer ces 2 cas : la mortalité générale comprenant tous les cas mortels, à quelque moment qu'ils soient survenus ; la mortalité opératoire ne comprenant que les morts rapides, du fait de l'opération ; de plus nous rapprochons des résultats généraux de la néphrectomie les résultats de la néphrotomie.

	NÉPHRECTOMIES : 104 cas.	NÉPHROTOMIES : 55 cas.
Mortalité générale :	40 cas = 38,40 0/0.	21 cas = 38,18 0/0.
Mortalité opératoire :	31 cas = 29,80 0/0.	7 cas = 12,72 0/0.

NÉPHRECTOMIES : 104 cas (1).

	Lombaires primitives : 65 cas	Abdominales : 19 cas	Secondaires : 20 cas
Mortalité gén. :	26 cas = 40 0/0.	7 cas = 36,84 0/0.	7 cas = 35 0/0.
— opér. :	19 cas = 29 0/0.	7 cas = 36,84 0/0.	5 cas = 25 0/0.

Au point de vue de la mortalité générale ces chiffres montrent que la néphrectomie, lombaire par exemple, donnant une mortalité de 40 0/0, n'est guère plus grave que quand on la pratique pour une pyonéphrose calculeuse où d'après les statistiques de Newmann cette mortalité s'élève à 36,3 0/0.

Ils montrent encore, qu'en s'en tenant aux chiffres, la mortalité générale est à peu près la même par la néphrectomie en général que par la néphrotomie ; et que par suite le très petit avantage en faveur de la néphrotomie est compensée pour la néphrectomie par la valeur de la guérison qu'elle donne.

Où la différence éclate manifestement c'est quand on envisage le

(1) Dans le *Traité de chirurgie*, paru ces jours-ci, M. Tuffier arrive aux chiffres suivants :

Néphrect. lombaires...	46 cas	Mortalité	=	28,2 0/0.
— abdomin...	11 —	—	=	36,3 0/0.
— secondaires.	8 —	—	=	25 0/0.

résultat immédiat, la gravité opératoire de ces deux modes d'intervention. D'une mortalité opératoire de 12,72 0/0 par la néphrotomie on monte à 29,80 0/0 par la néphrectomie. Cet écart énorme devrait immédiatement, peut-être, faire rejeter la néphrectomie s'il était dû à l'opération elle-même, si la mort était presque toujours due à des incidents et des difficultés opératoires inévitables; mais il n'en est pas souvent ainsi. En consultant les causes de la mort, on voit que le plus souvent la raison de l'insuccès vient d'une insuffisance de diagnostic. Sur 31 cas rapidement mortels après l'intervention on en trouve 21 qu'on aurait pu ou dû éviter. Dans des néphrectomies primitives on a 10 morts par shock chez des gens profondément débilités, incapables de supporter une opération aussi grave, chez qui la néphrotomie aurait sans doute été très bien supportée et aurait ultérieurement permis la néphrectomie secondaire.

Dans 11 autres cas (il y en aurait davantage si l'autopsie avait toujours été pratiquée) on trouve des lésions tuberculeuses ou d'infection secondaire du second rein, parfois de la tuberculose pulmonaire avancée. Dans tous ces cas, dont 9 amènent la mort par anurie, l'ablation du rein est formellement contre-indiquée si le chirurgien possède des moyens de reconnaître l'état du second rein. Or nous verrons bientôt que, si les moyens de diagnostic étaient, il y a peu de temps encore, manifestement insuffisants, ils sont aujourd'hui beaucoup plus sûrs. L'importance d'un *diagnostic précis* au point de vue de l'opération est donc capitale. Nous espérons arriver à montrer qu'on peut l'obtenir, nous espérons pouvoir établir des indications opératoires plus nettes que précédemment, et éviter ainsi deux facteurs importants de mort rapide : le shock chez les malades trop débilités ; l'anurie chez ceux qui sont porteurs de lésions bilatérales.

Le choix de la voie opératoire peut aussi bénéficier des résultats antérieurement obtenus. Les chiffres montrent en effet que si, au point de vue de la mortalité générale, la différence n'est pas grande entre la néphrectomie lombaire ou transpéritonéale, l'écart est grand entre ces deux voies, quant à la mortalité opératoire. La *gravité opératoire de la néphrectomie abdominale* éclate ici, pour la tuberculose, comme pour les pyélonéphrites de toute autre nature. Le shock est plus considérable et plus meurtrier que dans la néphrectomie lombaire : c'est par la voie péritonéale encore, contrairement à ce que l'on pouvait penser, et par cette voie seule, que nous avons trouvé la mort par hémorrhagie. C'est par elle enfin qu'on doit le plus redouter la septicémie, bien que nous n'en ayons pas rencontré d'exemple parmi les quelques cas que nous avons réunis. Toutes les morts par la méthode abdominale ont été rapides, elles font ressortir sa gravité, et conduisent à préférer la voie lombaire, la plus généralement adoptée d'ailleurs. Là ne s'arrête pas encore le problème. L'incision lombaire reconnue la moins dangereuse, on doit se demander si les procédés par cette voie sont indifférents. Les statistiques montrent que dans un certain nombre de cas la débilité des sujets entraîne la mort par la néphrectomie alors qu'elle ne l'amène ordinairement pas quand on se contente d'une simple néphrotomie. Comme nous avons montré combien l'ouverture du rein relevait l'état général, comme d'autre part cette intervention n'empêche pas de pratiquer ultérieurement l'ablation de l'organe, on devait en arriver à préférer dans un certain nombre de cas la *néphrectomie secondaire* à la néphrectomie primitive : les statistiques démontrent que l'on n'a pas eu tort. Selon les cas il faudra donc choisir la néphrectomie primitive ou secondaire qui ont chacune leurs indications. Enfin plusieurs observations, montrent qu'une méthode due à Ollier (de Lyon), la *néphrectomie sous-capsulaire* a été avantageusement employée et devra, dans certains cas donnés, contribuer encore, en évitant quelques accidents, à améliorer les résultats de l'intervention.

En résumé, la néphrectomie seule a donné des guérisons, peut-être absolues et radicales, dans la tuberculose rénale. Elle doit être considérée comme une bonne opération, à condition que le chirurgien s'aide de tous les moyens de diagnostic qu'il a à sa disposition. Nous croyons qu'en intervenant ainsi avec discernement et prudence, qu'en choisissant son procédé opératoire, d'après les données d'un diagnostic rigoureux, dont dépend le succès de son intervention, il peut arriver dans l'avenir à des résultats opératoires beaucoup plus favorables que ceux que nous donnons actuellement. Nous croyons que la guérison pourra être radicale et définitive si les conditions matérielles de vie de l'opéré lui permettent de faire ce qu'il faut pour lutter avec succès contre une nouvelle localisation de tuberculose à laquelle, après, comme avant toute intervention, aussi radicale soit-elle, il restera prédisposé.

De ce que la néphrectomie est la méthode de choix, nous sommes loin de rejeter la néphrotomie, qui restera une excellente méthode de nécessité. Nous ne pouvons que répéter de la néphrotomie ce qu'en a dit notre maître : « alors même que vous aurez dû reconnaître que vous ne sauriez guérir, vous ne laisserez pas perdre l'occasion de prolonger la vie à vos malades, vous saurez les soustraire à des dangers que tout autre traitement que l'opération est incapable d'efficacement combattre ».

CHAPITRE II

Diagnostic.

Le diagnostic de la tuberculose rénale toujours difficile au début, est complexe plus tard. Pour beaucoup de chirurgiens, pour Morris entre autres, ce diagnostic ne se fait pas dans les périodes initiales : pour Wolkmann on ne l'établit que pour le bacille de Koch.

Nous avons dit que la période d'état, avec tumeur rénale et symptômes vésicaux pouvait être précédée d'une assez longue période prémonitoire, ne se révélant absolument que par quelques douleurs lombaires vagues ou par de légères hématuries. Il importerait de soupçonner la tuberculose dès ce moment, si on ne peut arriver à l'affirmer, sinon pour opérer, du moins pour instituer un traitement thérapeutique et hygiénique, qui puisse arrêter le développement de lésions dont quelques pièces semblent démontrer la curabilité possible.

Plus tard, quand le rein est gros, quand l'urine est purulente, quand les symptômes vésicaux existent, la difficulté n'est plus dans le diagnostic de tuberculose du rein, surtout si on trouve des bacilles ; mais dans la délimitation exacte des lésions, dans la question de reconnaître si la tuberculose rénale est primitive ou secondaire, si, dans le premier cas, elle est encore limitée au rein.

A. — DIAGNOSTIC A LA PÉRIODE PRÉMONITOIRE

Pas plus les douleurs lombaires que les hématuries du début n'ont de caractères spéciaux. C'est surtout à ce moment que le clinicien devra donc s'aider de tous les éléments d'information qu'il pourra avoir à sa disposition, et ne devra pas négliger les vagues données étiologiques que nous possédons sur la tuberculose rénale.

L'âge est à considérer : rare chez l'enfant et le vieillard, la tuberculose du rein est surtout une maladie de l'adolescence et de l'âge adulte (statistiques de Dickinson, de Rosenstein, de Chambers). C'est entre 16 et 36 ans que nous avons trouvé la plupart des cas opérés.

Relativement au sexe, tous les auteurs s'accordent à reconnaître que l'homme est plus souvent atteint que la femme : sur 67 cas de Dickinson, il y a 44 hommes et 23 femmes ; sur 15 cas de Morris, 9 hommes et 6 femmes ; sur 87 de Chambers, 74 hommes et 13 femmes. Ces chiffres ne doivent pas étonner si l'on envisage en même temps la tuberculose primitive et la tuberculose secondaire et si l'on songe à la fréquence de la tuberculose génitale chez l'homme, à sa rareté, pour ne pas dire à sa non existence chez la femme. La tuberculose rénale est donc plus fréquente chez l'homme ; mais chez lui, elle est surtout secondaire, et par suite peu opérable. Voilà pourquoi en ne prenant que les cas opérés, c'est-à-dire sans doute primitifs pour la plupart, nos recherches nous ont amené à établir que la femme donnait le plus fort contingent : sur 132 cas nous n'avons trouvé que 36 hommes sur 96 femmes. Il semble donc que ce soit chez la femme que l'on trouve surtout la forme primitive.

On rencontre souvent des antécédents de tuberculose : antécédents héréditaires ou personnels (tuberculose pulmonaire ou locale, osseuse, articulaire, ganglionnaire, testiculaire même dans un cas d'Israël) : ils sont précieux quand on les a ; mais il faut savoir qu'ils manquent totalement dans un certain nombre d'observations. En dehors de ces antécédents de tuberculose rien de bien net ne peut venir en aide au diagnostic ; les causes banales, misère physiologique, surmenage physique et moral existent ou non : de même les causes prédisposantes plus directes et locales comme les contusions lombaires (3 exemples de Dickinson et les observations 21 et 42), les complications rénales des maladies infectieuses (scarlatine, fièvre typhoïde, etc.). La grossesse semble sans influence nette sur la production du rein tuberculeux.

Chez les quelques malades où la *douleur* lombaire est au début le seul symptôme il y a peu de chance pour que le diagnostic soit posé : ces douleurs vagues et légères seront regardées comme sans importance plutôt que confondues avec celles d'une autre affection.

On ne les confondra pas avec les douleurs du *lumbago* survenant brusquement, après un effort ou un refroidissement, forçant le malade au repos par leur acuité, et disparaissant rapidement par le traitement.

De même les *névralgies lombo-abdominales* donnent une douleur plus vive que la tuberculose au début, et surtout une douleur réveillée par la pression en des points bien spéciaux.

Dès le début les douleurs dues à un *calcul rénal* sont plus aiguës, présentent des irradiations, surtout le long de l'uretère, et sont exaspérées par la pression du rein et la marche, tandis que le repos les calme.

Les douleurs vagues du côté du rein que l'on peut voir au début des *tumeurs* de cet organe sont celles qui se rapprochent le plus des douleurs du rein tuberculeux ; l'âge du malade servira surtout à faire pencher les présomptions d'un côté ou de l'autre, les néoplasmes survenant à une période plus avancée de la vie.

En somme, le diagnostic de tuberculose ne peut jamais être posé avec le seul symptôme douleur : mais le chirurgien doit penser à cette affection surtout si le malade est jeune, s'il a des antécédents tuberculeux et si ces symptômes douloureux sont persistants ; dès cette époque il doit reconnaître s'il y a polyurie, albuminurie, et rechercher les bacilles.

Avec l'hématurie, la zone de diagnostic se limite déjà aux affections de l'appareil urinaire. Un certain nombre d'entre elles seront vite éliminées. Il suffira de voir le malade pour reconnaître un blessé et une hématurie traumatique ; quand l'accident sera plus ancien, le malade racontera de lui-même les circonstances dans lesquelles s'est produite sa première hématurie.

Sans plus de difficulté on reconnaîtra une hématurie due à une *hypertrophie prostatique* — ou l'hématurie au cours d'une *cystite blennorrhagique* aiguë.

L'hématurie des *calculeux vésicaux* se montre à la fin de la miction, à la suite de marche, de secousses : l'exploration de la vessie affirme le diagnostic ; facilement encore on reconnaîtra une hématurie survenant dans le cours d'une *maladie infectieuse*, ou chez un malade gravement atteint de scorbut, d'hémophilie, de purpura et présentant en même temps des hémorrhagies du côté d'autres organes que l'appareil urinaire. De même, enfin on n'hésitera guère à reconnaître les hématuries des pays chauds.

Le diagnostic n'est réellement à faire qu'avec les néoplasmes du rein et de la vessie, les calculs du rein surtout, la tuberculose vésicale au début.

a) *Néoplasmes du rein* — Dans un quart des cas, d'après Chevalier, l'hématurie est un symptôme précoce des tumeurs du rein et elle peut, comme dans la tuberculose, être le seul symptôme. Le sexe et l'âge sont à considérer : les tumeurs du rein se rencontrent surtout chez l'homme, la tuberculose rénale primitive plutôt chez la femme. L'hématurie fait assez souvent défaut dans le sarcome rénal de l'enfant, elle est fréquente dans les tumeurs de l'adulte, celles-ci se montrant en général à un âge plus avancé que la tuberculose. L'hématurie est spontanée dans les deux affections ; mais dans les tumeurs elle est beaucoup plus abondante, donnant par suite lieu à la formation de longs caillots vermiformes, dont le passage à travers l'uretère causera de vives crises néphrétiques, rares dans la tuberculose à cette période, de plus l'hématurie des néoplasmes est de plus longue durée et se répète à intervalles plus rapprochés que dans la tuberculose. Sa répétition et son abondance pourront amener l'anémie.

b) Néoplasmes de la vessie. — L'hématurie, en est souvent encore et longtemps, le seul symptôme. Si on trouve une tumeur vésicale, le diagnostic est tout fait ; mais, ici encore, l'hématurie est un symptôme du début, pouvant précéder de plusieurs années la constatation d'une tumeur, et c'est alors que le doute est permis. L'hématurie est spontanée, irrégulière dans son retour, ne revient souvent qu'à des périodes très éloignées ; mais le sang est rendu en beaucoup plus grande abondance que dans la tuberculose rénale : il peut remplir la vessie de caillots, et amener de la rétention vésicale ; on ne trouve pas de petits caillots allongés : il y a hématurie terminale et pas de crises néphrétiques. A défaut de tumeur qu'on puisse sentir par le toucher, l'endoscopie fera le diagnostic dès que la période d'hématurie a cessé.

c) Calculs du rein. — L'hématurie n'est ordinairement pas plus abondante que celle de la tuberculose ; mais les conditions dans lesquelles elle se produit diffèrent absolument. C'est à la suite d'une marche, de secousses, de fatigues, que le sang apparaît dans l'urine ; il y reste tant que la cause persiste, pour disparaître rapidement par le repos, que nous avons vu sans influence sur l'hématurie des tuberculeux. De plus on retrouve souvent dans l'histoire du malade des crises véritables et très anciennes de coliques néphrétiques, qui ont parfois été suivies de l'expulsion de calculs. L'examen du rein montre une sensibilité exagérée à la pression de l'organe, sensibilité bien autrement vive que celle accusée par le rein tuberculeux, quand il y en a. Il faut toutefois se rappeler que la tuberculose peut venir se greffer sur un rein calculeux et songer à la possibilité de cette double affection.

d) Tuberculose vésicale. — L'hématurie prémonitoire dans la tuberculose de la vessie, hématurie étudiée par notre maître, qui en a montré la valeur, se présente avec les mêmes caractères que l'hématurie de la tuberculose rénale. Dans les deux cas, on trouve l'hémorrhagie spontanée, peu abondante, non douloureuse, revenant à intervalles irréguliers et sans cause appréciable; dans les deux cas, elle se montre chez des individus jeunes, parfois en bonne santé jusqu'alors, présentant souvent des antécédents tuberculeux. Jusqu'à ces dernières années, l'analyse du symptôme hématurie, quand il ne s'accompagnait d'aucun autre, ne permettait pas de faire le diagnostic. Il n'y avait guère qu'une circonstance qui permît de le poser : c'était dans les cas où l'on constatait dans l'épididyme, dans les vésicules séminales et la prostate, des noyaux durs et bosselés; par la tuberculose génitale on diagnostiquait la tuberculose vésicale. Nous avons vu la fréquence de cette dernière forme secondairement aux lésions génitales, c'est-à-dire que, dans beaucoup de cas, l'examen de l'appareil génital de l'homme sera d'un immense secours pour arriver au diagnostic de la tuberculose secondaire de la vessie. Mais suffisent-elles toujours, ces lésions génitales, à faire le diagnostic? Non. D'abord elles n'existent que chez l'homme, pas chez la femme. Ensuite, chez l'homme même, elles peuvent manquer : la tuberculose vésicale peut être primitive; et un cas d'Israël montre de plus qu'avec de la tuberculose génitale ancienne, l'infection de l'appareil urinaire peut encore se faire par le rein au lieu de débuter par la vessie comme c'est l'habitude (obs. III).

Jusqu'à ces derniers temps, le diagnostic restait indécis en présence de l'hématurie prémonitoire tuberculeuse, tout au plus pouvait-on incriminer la vessie dans les cas très rares où, examinant le malade au moment d'une période d'hémorrhagie, on pouvait constater l'hématurie terminale ou quand, fait rare à cette période, l'exploration de la vessie par la boule, ou sa compression par le toucher, réveillait une douleur localisée. Au contraire, la constatation de la polyurie avec albuminurie pouvait faire pencher à admettre une origine rénale.

Depuis quelques années, la cystoscopie permet le plus souvent d'établir le diagnostic. Notre but n'est pas de faire ici l'histoire de l'endoscopie vésicale, de décrire les différents cystoscopes et le manuel opératoire. J. Albarran (1) et J. Janet (2) ont étudié cette ques-

(1) J. ALBARRAN. *Les tumeurs de la vessie*, p. 221, Steinheil, 1892.
(2) J. JANET. *Revue générale des sciences*, 1892.

tion, et ont montré les résultats qu'en tirait l'école de Necker ; nous ne pouvons rien ajouter à ce qu'ils ont écrit tout récemment.

En présence d'une hématurie tuberculeuse prémonitoire, l'endoscopie est facile ; la vessie est tolérante, les parois vésicales sont propres ; l'hémorrhagie n'est pas assez abondante pour gêner l'examen, même quand on le fait en pleine périodé d'hématurie. Il s'agit d'explorer méthodiquement, comme le décrit Albarran, la vessie, surtout le trigone, siège des premières granulations, et de voir nettement les orifices urétéraux. Nous nous sommes servi du cystoscope irrigateur de Nitze. Un seul de ses cystoscopes, l'ordinaire, le n° 1, nous a toujours permis de faire un examen complet : nous croyons cependant que dans quelques cas, surtout quand l'examen est resté négatif, il sera sage, avant de déclarer qu'il n'y a rien, de recourir à un cystoscope n° 3, qui montrera mieux le col dans tous ses détails.

C'est en effet dans le trigone, et au pourtour du col que se montrent les premières granulations dans la tuberculose ascendante. Sur une muqueuse saine encore dans la presque totalité de sa superficie, on voit un nombre plus ou moins considérable, parfois restreint de petites saillies miliaires, isolées ou confluentes, plus ou moins irrégulièrement distribuées, grisâtres pour la plupart à cette période encore récente, ou dont quelques-unes sont déjà jaunâtres : ces granulations superficielles sont environnées d'une zone plus ou moins vasculaire, et quelques veinules font relief à la surface de la muqueuse : à cette période, où la vessie ne montre parfois que des lésions tuberculeuses sans cystite par infection secondaire, il est rare de constater de petites exulcérations.

Le volume, la coloration de ces granulations superficielles empêchent toute confusion soit avec une tumeur vésicale au début, soit avec un polype papillaire. La rareté des varices vésicales non symptomatiques fera rechercher sur la constatation de veinules dilatées, la lésion initiale qui en sera la cause, et parfois découvrir quelques rares granulations tuberculeuses.

Qu'au contraire on ne trouve rien d'anormal soit dans le trigone, soit dans le reste de la vessie, il faut rechercher les orifices urétéraux, Le cystoscope n° 1 peut encore suffire, et le manuel opératoire donné par Albarran nous a encore semblé le meilleur.

Le cystoscope poussé à 2 cent. 1/2 au delà du col est tourné de un quart de cercle, le bec en bas : en imprimant quelques petits mouvements latéraux d'avant en arrière on découvre ordinairement assez vite un des orifices : il suffit pour trouver le second de chercher le point symétrique. L'orifice trouvé il faut le voir fonctionner : à intervalles plus ou moins réguliers on voit sourdre de l'uretère un petit jet de liquide, qui donne la preuve qu'on est bien sur l'orifice de l'uretère. Si l'examen se pratique au moment d'une hématurie le sang peut être aperçu sortant de l'uretère ; on découvre alors en même temps l'origine rénale et le côté malade.

En l'absence de toute lésion vésicale, en présence de deux uretères donnant un liquide limpide, le diagnostic restera hésitant ; on devra néanmoins pencher vers l'idée d'une lésion rénale.

Une dernière manœuvre pourrait être tentée : le cathétérisme des uretères, qui permettrait de recueillir l'urine de chaque rein et d'en faire l'analyse séparée.

Il faut avouer que ce cathétérisme est difficile, peu pratique chez l'homme : nous ne l'avons jamais réussi chez lui, mais sommes arrivés à le pratiquer chez la femme en nous servant du mégaloscope de Boisseau du Rocher.

En l'absence de bacilles, une double inoculation peut encore montrer si l'affection est tuberculeuse, et quel est le rein atteint, si on a réussi le cathétérisme.

B. — Diagnostic a la période d'état

1° Diagnostic de la tuberculose. — A la période d'état, les symptômes vésicaux, les urines purulentes, le bacille de Koch et l'augmentation de volume du rein, rendent la tuberculose rénale plus facilement reconnaissable.

a) *Tumeurs abdominales.* — Les symptômes vésicaux et la pyurie empêcheraient déjà de confondre le rein tuberculeux avec les tumeurs du foie, de la rate, de l'intestin ; le ballottement *rénal*, c'est-à-dire produit exactement dans l'angle costo-vertébral, vient de plus différencier les tumeurs du rein des tumeurs abdominales susceptibles de donner un ballottement quelconque.

Dans une récente clinique, M. le professeur Guyon montrait encore la valeur du ballottement rénal, chez un individu entré dans le service avec une épididymite tuberculeuse, et chez qui on découvrait, dans le flanc gauche une grosse tumeur qui ballottait ; ce ballottement était provoqué non pas dans l'angle costo-vertébral, mais au-dessous ; de plus l'axe de la tumeur, que permettait très aisément de délimiter le ballottement, était dirigé non de haut en bas, comme dans les tumeurs du rein, mais était oblique, gagnant l'ombilic ; on était en présence d'une tumeur de la rate.

Le diagnostic ne peut guère présenter de réelles difficultés qu'avec les autres affections chirurgicales du rein.

b) *Tumeurs rénales.* — Nous ne répéterons pas ce que nous avons déjà dit des commémoratifs et de l'hématurie du début.

L'hématurie ne fera que devenir et plus fréquente et plus abondante : elle pourra amener le malade à l'anémie profonde. Quant à la tumeur rénale elle est plus volumineuse, plus dure, plus irrégulière que celle due à la tuberculose : elle ne subit pas de variations de volume. Pendant toute l'évolution d'une tumeur rénale les symptômes vésicaux peuvent manquer et l'urine peut rester limpide ; que la pyurie survienne, on en reconnaîtra le plus souvent la raison dans un cathétérisme septique, et l'inoculation restera négative. Dans presque tous les cas enfin, on constatera la présence d'un varicocèle symptomatique du même côté que la tumeur rénale.

Il n'e peut y avoir réelle difficulté que dans le cas de tuberculose avec oblitération de l'uretère, sans lésion de la vessie. Haward Marsh en rapporte un cas. Le bassinet était rempli d'un magma caséeux, les urines étaient limpides : même après ponction il persista à croire à une tumeur maligne : l'autopsie montra la nature de la lésion.

c) *Pyélonéphrites non tuberculeuses.* — Le bacille de Koch peut seul amener un diagnostic certain de suppuration tuberculeuse. Malheureusement il manque souvent ou tout au moins n'est pas toujours trouvé et on doit alors avoir recours à l'inoculation dont le résultat est long à attendre. On sait en effet que la tuberculose met 5 semaines environ à se développer chez le cobaye.

En l'absence, ou dans l'attente du résultat des inoculations, peut-on arriver à faire un diagnostic ? Des pyélo-néphrites non tuberculeuses, celle due à la lithiase rénale est la plus importante. Si aux renseignements fournis par le malade sur l'ancienneté de ses hématuries, avec ses caractères spéciaux, sur ses crises répétées de coliques néphrétiques, accompagnées parfois d'émission de graviers, si à ces données on ajoute un rein très douloureux à la pression et si la marche de l'affection s'est montrée très aiguë depuis son passage ordinairement récent à la période d'infection, passage dont la cause peut parfois être retrouvée dans un cathétérisme malpropre, on arrive facilement et logiquement à l'idée d'une pyélo-néphrite calculeuse. Ce diagnostic se vérifiera le plus souvent, mais quelquefois aussi il sera faux. Avec tous les symptômes de la lithiase rénale, y compris l'émission de graviers, on peut avoir affaire à une tuberculose rénale, secondairement greffée sur l'affection lithiasique primitive. Les cas de Belfield (obs. 14). et récemment de Poncet (de Lyon) en sont des exemples : dans de tels cas l'erreur s'explique, et est fatale à défaut de preuve bactériologique. Chez d'autres malades au contraire tout conduira à l'erreur inverse. Les symptômes du calcul du rein peuvent être très réduits, à peine appréciables : parfois durant tout le cours de leur période aseptique ils ne donneront même lieu à aucun symptôme : exemple le cas de J. Tyson, rapporté par Legueu dans sa thèse (obs. X) ; on pourra être amené comme Tyson à penser à la tuberculose, même sans avoir trouvé de bacilles, et ne reconnaître le calcul qu'après l'incision du rein. Si l'erreur est possible, même en l'absence de lésion viscérale de nature tuberculeuse, comme dans le cas dont nous parlions, on la comprendra plus encore quand les symptômes de pyélo-néphrite surviendront chez un individu présentant des lésions avérées de tuberculose pulmonaire, osseuse, génitale ou autre. Morris met en garde contre cette tendance, bien naturelle, à attribuer à la même cause deux lésions différentes : on ne saurait trop être de son avis. Thornton et bien des auteurs recommandent la ponction exploratrice qui théoriquement doit faire tomber sur le calcul ; notre ami Legueu a récemment montré combien elle était infidèle. Il faut donc chercher les bacilles ; si on ne les trouve pas, pratiquer une inoculation ; si on est pressé d'intervenir par l'état du malade, il faut inciser le rein, et comme dans un cas de Pick (1) on pourra chez un tuberculeux ne trouver qu'un calcul.

Le diagnostic de la tuberculose rénale chez un ancien lithiasique et de la lithiase chez un tuberculeux sera toujours très délicat. La difficulté augmente encore quand dans un rein tuberculeux vient se former un calcul secondaire. Ce calcul ne donnant ordinairement pas de signes spéciaux ne sera trouvé le plus souvent qu'à l'autopsie (cas de Legueu) ou au cours de l'intervention. Il n'a d'ailleurs pas d'importance pratique.

La plupart des pyélo-néphrites d'infection vulgaire n'auront pas grand'peine à être distinguées de la tuberculose rénale. On n'hésitera pas sur la nature de la lésion rénale d'un homme âgé qui vide mal sa vessie, qui se sonde ou a été sondé, chez qui on trouve une

(1) Pick. *The Lancet*, 1887, p. 16.

grosse prostate. Pas plus chez un individu plus jeune ancien blennorrhagique qui a éprouvé une difficulté croissante dans la miction, et dont le canal est rétréci. Pas plus enfin chez ceux dont la vessie renferme un néoplasme, ou des calculs.

Le diagnostic avec les pyélonéphrites consécutives aux différentes cystites devient plus difficile, surtout si l'on songe qu'elles peuvent se montrer comme le calcul du rein, chez des tuberculeux. Les conditions où est survenue l'infection peuvent mettre sur la voie du diagnostic : tels sont les cas où les accidents surviennent après un cathétérisme, au cours d'une blennorrhagie, ou dans la période puerpérale. D'autres fois au contraire on ne retrouve aucune raison à l'infection qui semble être primitive et qui en réalité résulte de l'envahissement des voies urinaires par les micro-organismes normaux de l'urèthre, normaux ou anormaux du vagin chez la femme. C'est dans ces cas surtout que le diagnostic sera difficile : la marche de l'infection plus aiguë, plus rapide, accompagnée de symptômes généraux, gastriques et douloureux plus prononcés que dans la tuberculose, la température plus élevée, le rein plus gros, les crises néphrétiques plus violentes, doivent faire pencher vers l'idée d'une pyélo-néphrite non tuberculeuse, mais ne donnent pas la certitude, qu'il faut demander à l'examen bactériologique du pus et aux inoculations. Les micro-organismes que l'on a jusqu'à présent trouvés dans ces affections n'ont rien de spécifique : ils sont des plus variés. On y trouve surtout le staphylococcus aureus, albus et le bacterium coli commune. Le bacille de Koch manque : les inoculations plusieurs fois répétées restent négatives au point de vue tuberculose.

Nous ne faisons que signaler les suppurations du rein pouvant survenir dans la scarlatine, la variole, l'ostéomyélite, l'endocardite ulcéreuse, et autres maladies infectieuses : les conditions dans lesquelles elles se montrent, leur marche aiguë les feront assez aisément reconnaître et distinguer de la tuberculose ; mais il faudra se rappeler que celle-ci pourra se développer plus tard dans ces reins prédisposés par ces infections antérieures.

d) Gommes du rein. — La syphilis rénale a été peu étudiée au point de vue chirurgical : si elle est très rare il semble néanmoins qu'elle ne doive pas être complètement négligée. Israël (1) en commu-

(1) J. ISRAEL. Ueber die Beziehungen des Syphilis zur Nierenchirurgie. *Deutsche med. Woch.*, 1892, n° 1.

niquait récemment deux cas pour lesquels il avait pratiqué la néphrectomie, croyant dans le second être en présence d'un rein tuberculeux, en raison d'antécédents très nets. La tumeur rénale, l'amaigrissement, les douleurs rénales, voire même la pyurie peuvent en effet en imposer ; l'absence des bacilles dans l'urine, l'apyrexie, les commémoratifs fournis par le malade, et surtout l'usage de l'iodure de potassium qui dans le premier cas d'Israël amena une amélioration très sensible, fourniront les principaux éléments du diagnostic.

e) *Cystites non tuberculeuses.* — En parlant des pyélo-néphrites ascendantes nous avons indiqué les conditions qui amènent le développement de ces cystites. Les commémoratifs, l'absence de tumeur rénale, la faible quantité de pus dans l'urine relativement à celle que l'on trouve dans les suppurations du rein, l'absence de bacilles dans le dépôt, et le résultat négatif des inoculations feront le diagnostic, qu'on pourra parfois contrôler par l'examen endoscopique, si l'état de la vessie permet qu'on le pratique.

f) *Cystite tuberculeuse.* — Les hématuries du début, la pyurie survenant sans cause appréciable, les symptômes vésicaux, la présence du bacille de Koch dans l'urine pourraient tout aussi bien faire songer à une lésion rénale qu'à l'envahissement de la vessie, surtout si un léger déplacement d'un des reins venait jeter un doute sur son volume réel. Sans doute la sensibilité de la vessie au toucher et à la distension avertira de ses lésions ; mais elle peut être tuberculeuse en même temps que le rein. Le seul moyen de diagnostiquer l'état réel du rein est fourni par l'examen cystoscopique des uretères, après lavage complet de la vessie. Cet examen sera fait sous chloroforme bien plutôt qu'après anesthésie par la cocaïne, si la sensibilité vésicale ne le permet pas autrement : il permettra de constater les lésions vésicales et de reconnaitre la limpidité de l'urine au moment de sa sortie des uretères. Nous ne pensons pas que, dans un but purement de diagnostic, on doive songer à pratiquer le cathétérisme de ces conduits quand on a constaté « de visu » que l'urine était limpide à son entrée dans la vessie. C'est dans ces cas que la contamination de ces conduits, redoutée par certains auteurs, serait véritablement à craindre.

2° Diagnostic de l'état des autres organes. — Le diagnostic tuberculose rénale établi par les symptômes physiques et fonctionnels, confirmé par l'analyse microbiologique ou le résultat de l'inoculation, la tâche du chirurgien n'est pas terminée ; la partie la plus délicate de son œuvre, celle dont dépendra son intervention, est à commencer. Il faut déterminer d'une façon absolument exacte l'état de l'uretère du côté malade, l'état de la vessie, enfin, et surtout, s'assurer de l'intégrité absolue du second rein.

a) *Uretère.* — Presque toujours l'anatomie pathologique révèle l'envahissement de l'uretère du côté malade. Les recherches de Hallé nous ont appris à palper ce conduit, à en reconnaître les indurations, l'épaississement, la sensibilité. En maintes circonstances nous avons pu nous rendre compte de la valeur de la palpation urétérale, valeur reconnue par Schmidt (de New-York).

Pour peu que l'amaigrissement de la paroi abdominale soit marqué, que cette paroi soit dépressible et relâchée, sur la femme surtout, la palpation sera assez facile.

Elle sera faite de la région du hile jusqu'au détroit supérieur, point où le doigt, comprimant l'uretère sur un plan résistant, à 4 cent. 1/2 environ de la ligne médiane (Tourneur), provoquera une douleur assez nette et sentira en même temps un cordon plus ou moins régulier, parfois assez gros, presque toujours très dur, roulant ou non sous le doigt. L'exploration de la portion intra-pelvienne de l'uretère se fera par le toucher rectal chez l'homme, et plus facilement, chez la femme, par le toucher vaginal. Dans ce toucher on s'aidera de la dépression de l'hypogastre. Nous renvoyons pour le détail de ces manœuvres au remarquable travail de Hallé.

Tantôt cette double exploration restera absolument négative, ou n'indiquera qu'une sensibilité peu significative à elle seule, surtout chez certains sujets nerveux ou débilités : on pourra en déduire que l'uretère est sain ou à peu près. Tantôt au contraire elle indiquera une induration manifeste et des lésions avancées sur toute la longueur du canal. Enfin l'exploration pourra n'être positive que dans la partie supérieure de l'uretère, et permettra de penser que les lésions n'ont pas encore envahi sa portion terminale. Cette manœuvre devra être répétée des deux côtés. L'uretère peut être oblitéré : la palpation ne le montre pas. Il faut pour s'assurer de sa perméabilité avoir recours à l'examen cystoscopique et le poursuivre, avant toute intervention, tant qu'on n'a pas vu l'urine limpide ou louche s'écouler des deux uretères. En disant des deux uretères, nous ne croyons pas exagérer, songeant à l'observation de M. Tuffier (obs. 82) et à celle de Coats, rapportée par Newmann, dans lesquelles le second côté était oblitéré. Nous croyons que la constatation nette et répétée du jet urétéral suffit à démontrer la perméabilité de l'uretère sans qu'on doive avoir recours au cathétérisme, difficile chez la femme, peut-être impossible chez l'homme, et encore plus, sans qu'on ait besoin de pousser une injection urétérale, recommandée par certains auteurs ; mais peu pratiquée d'ailleurs.

b) *Vessie*. — La vessie peut être absolument saine, ou à peine congestionnée, plus souvent elle est altérée. Tantôt alors elle ne présentera que des lésions d'infection, tantôt elle est tuberculeuse.

Les symptômes vésicaux, c'est-à-dire la fréquence et la douleur de la miction, voire même les besoins impérieux, ne permettent pas de diagnostiquer ces différents états. Avec des lésions vésicales insignifiantes ces symptômes peuvent être très accusés : avec deux reins tuberculeux et une vessie totalement ulcérée un malade de Percy Kidd (1) meurt sans s'être jamais plaint. La recherche de la sensibilité vésicale sous ses différents modes a déjà plus de valeur. La sensibilité à la pression, recherchée par le toucher combiné, toucher sus-pubien et toucher rectal ou vaginal, s'est montrée à nous, en présence d'ulcérations tuberculeuses, plus vive, sur la face postérieure de la vessie, précisément au siège de ces lésions, qu'elle ne se manifeste en ce point avec de la cystite simple : elle était plus forte aussi du côté qui était le seul ou le plus atteint. La sensibilité au contact de la boule exploratrice donne à ce sujet des renseignements plus précis encore : la boule peut réveiller une douleur atroce en un point très limité, correspondant encore au siège des ulcérations tuberculeuses, tandis qu'avec une cystite elle provoque dans toute la vessie une douleur moindre, mais plus disséminée et à peu près égale partout. Quant à la sensibilité à la tension, elle est aussi prononcée dans la cystite vulgaire que dans la cystite tuberculeuse d'intensité moyenne. Il faut que les ulcérations tuberculeuses aient atteint un degré extrêmement avancé, auquel cas l'envahissement vésical est certain, pour que la sensibilité de la vessie à la tension soit portée à son maximum, au point de ne tolérer l'injection que de quelques grammes de liquide.

Dans les cas de tuberculose vésicale très avancée, l'hyperesthésie pourra donc suffire à établir le diagnostic, l'épaississement des parois vésicales constaté au toucher viendra confirmer ce diagnostic en l'absence de la possibilité de pratiquer un examen cystoscopique.

Dans les cas au contraire où la tuberculose vésicale est récente ou

(1) Percy Kidd. *Trans. of the path. Soc. of Lond.*, 1888, p. 185.

peu étendue encore, la cystoscopie seule pourra établir d'une façon définitive la part qui revient à la tuberculose, celle qui revient à la cystite, et pourra montrer aussi l'intégrité de la vessie au point de vue bacillaire. Un certain nombre de chirurgiens, Kuester, entre autres, ont commencé à recourir à ce moyen de diagnostic.

L'examen sera pratiqué après lavage soigné de la vessie et en ayant soin de ne pas distendre le réservoir urinaire : l'examen est possible tant que l'on peut injecter 60 gr. au moins de liquide.

Au-dessous de cette quantité il devient presque impossible : dans quelques cas où on le croira indispensable on pourra le pratiquer cependant sous chloroforme de façon à injecter une quantité suffisante de liquide, non tolérée à l'état de veille. Nous considérons le chloroforme comme absolument anodin dans ces cas ; mais repoussons d'une façon absolue l'injection de cocaïne dans la vessie. L'examen sera pratiqué aussi rapidement que possible en raison de la rapidité avec laquelle le liquide vésical peut se troubler et des douleurs qu'occasionne la distension de la vessie.

La vessie saine montre une muqueuse rosée, brillante, de coloration égale à peu près partout : on ne prendra pas, avec un peu d'habitude, pour une lésion pathologique le croissant rougeâtre et saillant que forme le col de la vessie le plus normal ; on reconnaîtra également pour la saillie simple de la muqueuse urétérale le cône au sommet duquel on verra fréquemment l'orifice de l'uretère émettre le jet d'urine. Enfin en déplaçant le cystoscope on reconnaîtra les replis de la muqueuse vésicale qu'on modifiera d'ailleurs en changeant un peu la quantité du liquide de la vessie et en irriguant on déplacera et mobilisera les bouchons muco-purulents grisâtres ou les débris caséeux qui peuvent adhérer encore même après les lavages.

S'il est rare de rencontrer une vessie saine avec une tuberculose rénale assez avancée et nettement diagnostiquée on ne peut néanmoins nier la possibilité du fait et nous-même en avons observé un cas très net, d'autant plus instructif qu'il montre en plus la valeur de la cystoscopie pour le diagnostic des lésions bilatérales.

Obs. IV. — *Tuberculose rénale sans cystite.* (Personnelle.) — H..., 27 ans, venu de Troyes en juin 1891, pour consulter à Necker. Aucun antécédent héréditaire ; à 14 ans, épididymite droite, n'ayant laissé qu'une légère induration, sans bosselures nettes. Rien de net à l'appareil génital interne. Blennorrhagie avec cystite à 22 ans ; depuis urines purulentes et bientôt douleurs lombaires vagues, des 2 côtés, sans hématuries. Il y a 2 ans le testicule gauche commence à grossir à son tour, avec douleurs qui ont disparu depuis 8 mois ; à ce moment l'état général s'était pris, depuis il est redevenu bon. Urine le jour toutes les 4 ou 5 heures et 1 fois la nuit. Canal libre ; vessie non sensible. Légère augmentation de volume des 2 reins un peu douloureux. Bacilles de Koch dans l'urine.

Cystoscopie. — La vessie tolère très facilement de 250 à 300 gr. de liquide ; elle est difficile à rendre propre et ce n'est qu'à la 3e tentative d'examen, après lavage avec une solution de sulfate de soude à 4/100 que nous l'examinons sérieusement. Vessie normale à part une très légère congestion du trigone. Des 2 uretères on voit sourdre du pus ; n'ayant pu recueillir l'urine de chaque uretère pour voir si des 2 côtés on trouvait des bacilles, nous ne savons si la tuberculose est double.

Dans un nombre de cas beaucoup plus considérable la vessie est malade. Presque toujours elle présente des lésions de cystite. La muqueuse vésicale est plus rouge que normalement, irrégulière, tuméfiée par placards plus ou moins étendus, sillonée de vaisseaux dilatés et présente parfois des points ecchymotiques. Ces lésionns sont souvent généralisées à presque toute la muqueuse. D'autres fois on trouve des placards granuleux, d'un rouge vif, formés de véritables fongosités plus ou moins saillantes et irrégulières, saignant facilement ; nous avons observé plusieurs fois cette forme qui semble constituer une lésion bien voisine des lésions tuberculeuses.

Enfin chez une 3e catégorie de malades, la vessie est nettement tuberculeuse, en même temps que présentant les lésions de cystite. Tantôt on ne trouve que des granulations fraîches, jeunes, à peine saillantes, disposées par îlots irréguliers, parfois très petits, constituant parfois aussi un seul groupe. Autour d'elles on observe une zone plus fortement congestionnée que le reste de la muqueuse. Le siège de ces lésions peu avancées est limité toujours au trigone et, selon que la tuberculose est ascendante ou descendante, on les trouve d'abord au pourtour du col ou d'un uretère. D'autres fois à côté de placards jeunes on en trouve de plus avancés, formés de granulations jaunâtres caséifiées déjà et on arrive enfin aux ulcérations les unes petites, en coup d'ongle, superficielles, entourées d'une zone de granulations, les autres, plus grandes, anfractueuses, à bords à pic, à fond déchiqueté et villeux ou parfois recouvert d'un enduit caséo-purulent. Le point où siègent les lésions les plus avancées est à considérer : il peut servir à indiquer le point de départ des lésions de la vessie et à montrer que la tuberculose a débuté par la vessie, si elles sont plus avancées au pourtour du col, qu'elle a débuté par le rein si au contraire on les rencontre plus anciennes au pourtour d'un des deux uretères. Il sera rarement donné de voir à l'endoscope une vessie tuberculeuse totalement ulcérée : à cette période l'examen est rendu impossible par l'intolérance absolue de la vessie. Cette sensibilité extrême, jointe à la gravité de l'état général, suffit à ce moment à faire le diagnostic et à empêcher toute tentative d'opération radicale.

c) *Second rein.* — Il n'y a pas que les lésions vésicales qui puissent fournir une contre-indication à la néphrectomie : l'état du second rein est plus important encore à déterminer ; c'est de lui seul que dépend souvent l'insuccès des interventions. Il faut donc arriver à pouvoir affirmer d'abord que ce second rein existe, ensuite qu'il est sain.

Rein unique. — Le rein unique est une rareté. Si G. Smith n'a rencontré cette anomalie qu'une fois sur 4000 cas, nous avons, au cours de nos recherches, trouvé deux néphrectomies (dont une de Polk) pratiquées sur le seul rein qui existait. Il faut donc compter avec cette anomalie. Le diagnostic n'en est d'ailleurs pas facile ; l'inspection des lombes, la palpation, la percussion n'indiquent rien ; l'exploration rénale faite par tous les procédés, y compris la recherche du ballottement rénal et la palpation par le procédé d'Israël, ne peut être positive (Guyon) que si le rein est augmenté de volume ou déplacé : qu'il soit normal ou absent on n'a aucun renseignement. Le seul moyen de diagnostic est donné encore par l'endoscopie qui permettra non seulement de découvrir les deux uretères (on pourrait parfois se tromper : et de plus un rein double peut avoir deux uretères) mais encore de voir s'écouler des deux côtés une urine différente, louche du côté malade, claire du côté sain.

Rein en fer à cheval. — Le diagnostic du rein en fer à cheval, que la fusion soit intime ou que les 2 reins ne soient que réunis par une membrane fibreuse, pourra ne pas être fait par l'examen abdominal. L'endoscopie, en montrant l'existence d'un seul uretère ou de 2 uretères donnant de l'urine purulente, amènera à rejeter l'opération par l'idée d'une lésion des 2 reins ; elle évitera les désastres d'une néphrectomie sur un rein unique en somme. L'anomalie pourra n'être pas soupçonnée, si des 2 reins séparés par une membrane fibreuse, l'un est sain et donne une urine limpide. On ne la reconnaîtra qu'au cours de l'opération, et encore si l'on fait une néphrectomie abdominale ; le fait s'est présenté deux fois à notre connaissance, pour des reins non tuberculeux d'ailleurs; dans une de ces néphrectomies, faite par Socin (de Bâle) pour une pyélite, l'opéré guérit, montrant que le second rein n'est pas forcément envahi par les lésions du premier. Braun (de Heidelberg) fut moins heureux dans le second cas où il rencontra la membrane unissante absolument adhérente à la veine cave, il eut une forte hémorrhagie et mort. Semblable disposition est rare, mais si on la soupçonnait dans un cas de tuberculose rénale, on devrait nettement préférer la voie abdominale à la voie lombaire pour la néphrectomie.

Hypertrophie compensatrice ou pyélonéphrite? — Dans l'immense majorité des cas, le ballottement rénal permettra en même temps de reconnaître, et l'existence du second rein dans la fosse lombaire, et son augmentation de volume. Celle-ci peut tenir à une hypertrophie compensatrice, ou à une pyélonéphrite tuberculeuse ou non. Il est de la première importance de distinguer le premier cas du second : l'un est un élément favorable pour l'intervention, le second constitue une contre-indication absolue pour la néphrectomie. Les douleurs spontanées ou à la pression de ce second rein n'offrent pas de caractères assez tranchés pour pouvoir véritablement nous servir. Le volume du rein peut déjà mieux renseigner ; l'augmentation de volume dans l'hypertrophie compensatrice n'est jamais bien considérable; le rein déborde rarement le rebord costal de plus de deux ou trois travers de doigt. Dans les pyélonéphrites, il peut être beaucoup plus gros, et subir des variations de volume s'il devient le siège de rétention.

L'analyse de l'urine fournit un élément de diagnostic des plus importants en montrant que la suppléance du 2e rein est parfaite, que le taux de l'urée excrétée dans les 24 heures n'est pas sensiblement inférieur au taux normal. Stephen Mackensie, Barlow, Couper, W. Mac Cormac (obs. 70), accordent grande confiance au dosage de l'urée, et Czerny dans un cas se décide à la néphrectomie en s'appuyant sur les résultats de ce dosage (obs. 127). Les troubles généraux mettront encore, d'une façon relative, sur la voie du diagnostic.

Le diagnostic est confirmé par l'examen cystoscopique du jet urétéral qui montre la limpidité ou la purulence de l'urine du second rein (obs. V). Dans le second cas, que la lésion soit tuberculeuse ou non, ce qui importe peu au point de vue opératoire, la palpation de l'uretère donnera en général des renseignements positifs et indiquera son induration. La constatation de lésions tuberculeuses autour de l'embouchure de l'uretère, pourra enfin faire présager de la nature tuberculeuse de l'urétéro-pyélite que confirmerait d'une façon positive l'examen bactériologique ou l'inoculation de l'urine recueillie par le cathétérisme de l'uretère quand il est possible de le pratiquer. Newmann allait opérer un rein tuberculeux envoyé par Gairdner quand, pratiquant ce cathétérisme, il trouva des bacilles dans l'urine du second rein. Il s'abstint; quelques mois après le malade meurt avec deux reins tuberculeux. Dans un second cas, il réussit encore à pratiquer le cathétérisme urétéral, qu'il conseille, ainsi que Billroth.

L'observation suivante, obligeamment communiquée par notre ami, J. Albarran, montre bien, comme l'observation V, les renseignements fournis par l'endoscopie au point de vue du diagnostic de l'état des reins.

Obs. V. — *Tuberculose urinaire.* — J. Albarran. (Inédite résumée), — M. V..., âgé de 36 ans. Antécédents : un oncle tuberculeux. Début : 1 an, par miction purulente parfois sanglante, mais pas douloureuse. Les douleurs de la miction ne se montrent qu'au bout de 5 mois en même temps que la fréquence qui se montre par crises de quelques jours de durée. L'hématurie a aussi réapparu, légère, intermittente, de peu de durée. Pas de coliques néphrétiques ni de caillots.

Le 14 mai 1891. — Urines très troubles : fort dépôt, mictions toutes les 30 à 45 minutes avec légère douleur à la fin.

Vessie peu sensible au contact; sensible à la distension (50 gr.), facile à nettoyer. Deux reins gros. Dans l'épididyme gauche, la prostate, la vésicule gauche un peu d'induration sans noyaux durs, ni bosselés. Le malade part à Londres et n'est revu qu'un mois après avec des urines sanglantes.

La vessie légèrement cocaïnée peut contenir 90 gr. d'eau : l'endoscope montre :

1° Dans la *vessie* : vascularisation très prononcée et état rugueux de toute la muqueuse du trigone ;

2° *Uretères :* du droit coule l'urine sanglante, du gauche, du pus.

Urines avec bacilles de Koch au milieu de bactéries vulgaires, le bacille pyogène urinaire entre autres. Installations au sublimé ; créosote à haute dose. Amélioration rapide.

Oblitération de l'uretère. — Le rein dont l'uretère est oblitéré sera ordinairement en état de pyo ou d'hydro-néphrose (cas de Coats, de Tuffier). Par suite, son volume devra attirer l'attention du chirurgien ; l'absence de tout jet urétéral lui permettra seule de reconnaître l'oblitération.

d) Tuberculose extra-urinaire. — En dehors de l'appareil urinaire, on devra rechercher la tuberculose dans tous les organes de l'économie, principalement dans l'appareil génital de l'homme et dans les poumons. A de rares exceptions près, la découverte de la tuberculose génitale entraînera l'abstention opératoire, attendu que presque toujours dans ces cas, nous avons vu que la tuberculose rénale était secondaire et que les lésions vésicales étaient très avancées. Quant aux poumons, le degré seul de leurs lésions pourra dicter la conduite à tenir ; des lésions minimes avec un bon état général permettront d'intervenir.

CHAPITRE III

De l'intervention. Ses procédés. Leurs indications.

1° Néphrotomie.

Depuis longtemps déjà, sans doute, des reins tuberculeux ont été ouverts, mais la nature de la lésion n'était pas reconnue, même après l'intervention.

La première observation que nous rapportons, due à Bryant, a été faite en 1870 ; l'auteur pensait trouver un calcul rénal. Depuis, la néphrotomie a été pratiquée avec le diagnostic établi d'avance, ou non, un grand nombre de fois sans doute et nous en rapportons les cas que nous avons trouvés. Une douzaine d'observations pratiquées à Necker dans ces dernières années, la plupart par M. le professeur Guyon et suivies par nous, nous ont permis d'en apprécier la valeur.

On sait en quoi consiste l'opération : ouvrir le rein aussi largement que possible pour donner issue au pus et permettre son écoulement ultérieur par le drainage. Cette opération simple, est suffisante dans la plupart des pyonéphroses vraies où l'on tombe sur une cavité unique et à peu près régulière. Les lésions tuberculeuses disséminées dans le parenchyme rénal, formant des cavernes isolées ou ne communiquant que plus ou moins complètement les unes avec les autres, ces lésions, nous avons dû les étudier au point de vue anatomo-pathologique pour montrer leur disposition. Et nous l'avons fait un peu longuement parce que cette disposition explique précisément, et les difficultés que rencontre le chirurgien pour ouvrir complètement tous les foyers, et les résultats moyens que donne cette ouverture souvent insuffisante, ou incomplète. En plus, la nature même de l'agent infectieux, sa résistance et sa tendance à se propager, aident encore à comprendre qu'on ne puisse obtenir autant que dans d'autres pyélonéphrites.

Ces raisons font qu'un certain nombre de chirurgiens, Bardenheuer entre autres, ont abandonné la néphrotomie comme une opération forcément incomplète.

Pour n'être pas parfaite elle mérite cependant mieux qu'une condamnation absolue, et la majorité des chirurgiens qui se sont occupés de chirurgie rénale lui accordent une certaine confiance et lui reconnaissent la valeur que les résultats ont démontré lui revenir. Elle est pratiquée : en France, par Guyon, Tuffier ; en Angleterre, par Morris, Golding Bird, Barwell, Lucas, Clarke, Elder, Connel Whipple ; en Allemagne, par Czerny, Kuester, Max Schede, Schutchard ; en Autriche, par Gersony : Newmann, Greig Smith, et même Thornton l'admettent.

α) Indications. — La néphrotomie est indiquée dans tous les cas où il y a tuberculose rénale avancée, formant *tumeur, avec un état général grave*, même, et surtout avec température et crises douloureuses par rétention rénale. Nous avons vu son peu de gravité qui fait que, jamais croyons-nous, l'état général, aussi mauvais qu'il soit, ne doit être considéré comme une contre-indication.

La tuberculose de la vessie (qu'elle soit primitive ou secondaire) et du second rein ne doit pas plus la faire rejeter ; nous avons vu l'influence de la néphrotomie sur les douleurs vésicales et sur le fonctionnement du second rein.

La formation d'un abcès périnéphrétique fournit encore, comme la répétition des rétentions rénales, un motif d'intervention immédiate, et donne les plus heureux résultats, comme le montre l'obs. 25. Il y a plus, dans les cas où un phlegmon périnéphrétique s'est développé sans cause apparente, où le chirurgien ne peut arriver à rencontrer un point osseux dénudé qui puisse être le point de départ de la suppuration périrénale, son devoir est, quand bien même il n'existe aucun symptôme vésical, ni purulence de l'urine, d'explorer minutieusement le rein, de rechercher s'il ne présente pas une fistule ou un point fluctuant, et au moindre doute, d'ouvrir l'organe pour drainer largement le foyer jusque-là latent, et cause ignorée du phlegmon. C'est donc surtout un état général grave, qu'il soit causé par l'ancienneté de la suppuration, par l'intensité des douleurs rénales ou vésicales, par la rétention rénale ou la formation d'un abcès périnéphrétique, qui conduit à la néphrotomie. Elle est, dans ces conditions, aussi bien indiquée dans la tuberculose secondaire, quand la vessie est manifestement tuberculeuse ou même quand le second rein commence à se prendre, que quand les lésions sont absolument limitées à un rein ou sont insignifiantes dans la vessie. Seulement dans le premier cas en la pratiquant, on saura que l'on fait tout ce qui est possible de tenter, pour améliorer l'état du malade, tandis que dans le second, on aura l'espoir de voir survenir une amélioration suffisante pour permettre une néphrectomie secondaire qui pourra amener la guérison.

β) Manuel opératoire. — Pour bien pratiquer la néphrotomie, presque tous les auteurs recommandent la position adoptée par M. le professeur Guyon : le malade est couché sur le côté opposé à celui où on opère, avec un coussin résistant et aussi volumineux qu'il le faut, glissé sous le flanc de façon à faire bomber et saillir le flanc sur lequel on opère. De plus, à partir du moment où l'incision pariétale est achevée jusqu'à celui où le rein est solidement fixé à la paroi, un aide cherche, avec son poing enfoncé dans la paroi abdominale, à repousser vers la plaie, pour le rendre plus superficiel, le rein, qui en même temps se trouve immobilisé.

Avec Le Dentu, nous croyons qu'on ne peut hésiter pour la néphrotomie entre le choix de la voie lombaire ou de la voie abdominale. La première seule doit être suivie et a, d'ailleurs, été adoptée par tous les chirurgiens.

Le premier temps de l'opération consiste dans l'*incision lombaire* Elle varie selon les chirurgiens, les descriptions qu'en ont fait récemment, Récamier et Le Dentu, les appréciations qu'ils ont données, nous dispensent de les décrire ici. Aux incisions droites de Simon et de Péan, aux incisions obliques et parallèles de Morris et de Le Dentu, nous préférons l'incision courbe de notre maître, laquelle, dans tous les cas, nous a montré qu'elle donnait un jour très suffisant, et permettait d'arriver très facilement sur le rein.

Commencée immédiatement au-dessous du bord inférieur de la 12ᵉ côte, à 4 travers de doigt environ de la crête des apophyses épineuses, immédiatement sur le bord externe de la masse sacro-lombaire, bien dessinée souvent chez les sujets amaigris, cette incision est faite de haut en bas, droite, sur une longueur de 5 ou 6 cent. On la recourbe ensuite pour gagner en avant le voisinage de l'épine iliaque antérieure et supérieure, en longeant le bord de la crête iliaque. Elle présente donc 2 parties : l'une en haut, droite, une en bas, courbe. Elle est préférable à l'incision franchement oblique avec laquelle on peut être gêné par le côlon, ou à l'incision transversale qui s'éloigne trop brusquement du rein. La peau coupée, on sectionne séparément les couches musculo-aponévrotiques sous-jacentes en pratiquant avec le plus grand soin l'hémostase immédiate des quelques artérioles qui peuvent saigner : on évite ainsi, point très important, la plus petite hémorrhagie, aux opérés déjà trop débilités. On arrive enfin sur la couche graisseuse périrénale que l'on incise aussi jusqu'au rein : dans quelques cas cette atmosphère a son épaisseur et son aspect à peu près normaux : dans ces cas, afin de limiter le foyer, afin d'empêcher l'issue du pus rénal dans le tissu péri-rénal, M. le professeur Guyon passe quelques fils de soie sur chaque lèvre de la capsule et les fixe aux plans musculo-aponévrotiques sus-jacents, formant ainsi une sorte de canal pour le passage des produits caséo-purulents du rein. Ce temps de l'opération est supprimé dans un certain nombre de cas : soit qu'on trouve la capsule graisseuse envahie par un phlegmon périnéphrétique, qu'il faille, lui aussi, laisser largement ouvert, soit que la périnéphrite adipo-scléreuse ait épaissi, densifié la capsule et l'ait en même temps fixée solidement à la paroi lombaire et à la capsule propre du rein, rendant l'organe déjà adhérent.

Incision du rein. — Au fond du canal formé par la suture de la capsule graisseuse à la plaie pariétale, on aperçoit alors le rein recouvert de sa capsule propre. La plaie est lavée avec une solution phéniquée forte et la capsule propre est incisée. Dans quelques cas on voit alors à la surface du rein, que fixe solidement, à ce moment surtout, le poing de l'aide enfoncé dans la paroi abdominale, on voit une saillie plus ou moins prononcée, au niveau de laquelle on sent ou on devine de la fluctuation. Parfois aussi, s'il y a abcès périnéphrétique, on peut découvrir une ouverture à la surface du rein. Dans ces deux cas c'est au niveau de la bosselure ou en pénétrant par la fistule qu'il faut inciser le rein jusqu'à ce qu'on ait pénétré dans une caverne. Mais plus souvent rien à la surface de l'organe n'indique le point où on pourra trouver le foyer caséeux. Dans ce cas il faut rechercher les cavernes, que la palpation du rein, pris entre deux doigts, n'indique même pas, montrant ainsi l'insuffisance de l'incision exploratrice au point de vue du diagnostic d'une tuberculose rénale même avancée. La recherche du foyer se fera à l'aide de ponctions pratiquées avec un trocart, dans différents sens, mais surtout de dehors en dedans, du bord convexe du rein vers le bassinet. Ces ponctions seront répétées jusqu'à ce qu'on voie sourdre le pus. Un bistouri, glissé alors le long du trocart, ira fendre le rein jusqu'au niveau de la caverne, située à une profondeur variable, mais parfois séparée de la surface externe du rein par une couche de tissu rénal épaisse de 2 bons centimètres.

L'incision primitive sera faite assez largement pour permettre au moins l'introduction de l'index dans la cavité. Elle sera ultérieurement agrandie dans la plupart des cas. Sauf dans les cas où la périnéphrite adhésive a déjà fixé solidement l'organe à la paroi, on passe immédiatement sur chaque lèvre du rein ouvert, deux ou trois fils de soie qui serviront de fils *suspenseurs* en attendant qu'ils servent à fixer le rein à la plaie pariétale. Ces fils seront passés à une certaine distance des bords de l'incision de crainte que les tractions exercées sur eux n'arrivent à couper le tissu rénal plus ou moins friable.

Dans la majorité des cas l'opération est simple jusqu'à ce moment. Elle n'a pu présenter de difficultés que pour la découverte du rein, soit que celui-ci soit très refoulé en dedans par un abcès périnéphrétique dans les parois duquel on peut avoir quelque peine à le distinguer, soit que, par le fait de la périnéphrite adhésive, la fusion intime de la paroi, des enveloppes sclérosées et du rein lui-même, jointe à l'épaisseur parfois considérable des capsules, vienne rendre difficile de dire à quel moment on cesse d'inciser ces capsules et on arrive sur le rein lui-même.

Quant à l'hémorrhagie que peut causer l'incision d'une couche, même épaisse, de parenchyme rénal, elle n'est pas à craindre : presque toujours elle est très faible et cesse avec les lavages. Dans des cas où elle est plus abondante un peu de compression exercée pendant une ou deux minutes a toujours suffi pour l'arrêter.

Unification des foyers rénaux. — Le rein ouvert, l'opération n'est pas terminée. L'anatomie pathologique nous a appris que toujours les cavernes étaient multiples, irrégulières, plus ou moins anfractueuses, plus ou moins bien ouvertes les unes dans les autres et dans le bassinet. Il s'agit donc d'ouvrir le plus largement possible, sinon toutes ces cavernes, du moins le plus grand nombre. Pendant qu'un aide soutient le rein en tirant légèrement sur les fils suspenseurs, le doigt va explorer la cavité : il y rencontre ordinairement de différents côtés des cloisons plus ou moins épaisses. Si ces brides sont peu épaisses on cherchera à les déchirer avec le doigt ou, si l'on peut, à les sectionner avec des ciseaux. Si elles semblent plus épaisses, si l'on craint une hémorrhagie (hémorrhagie que nous n'avons jamais vue plus inquiétante que celle due à la section de la coque rénale), on peut passer à travers elles, à l'exemple de M. Guyon, une aiguille mousse recourbée, munie d'un fil élastique que l'on serre et abandonne dans le rein. Cette ligature élastique sectionne la cloison en quelques jours et tombe seule.

C'est ce travail d'unification du foyer qui seul peut permettre d'obtenir un résultat par la néphrotomie : c'est la partie la plus délicate et la plus longue de l'opération, car à mesure qu'on détruit une bride et pénètre dans une nouvelle caverne, on en rencontre ordinairement d'autres. Eh bien, il faut continuer jusqu'à ce que le doigt ne sente plus qu'une cavité unique, presque régulière, autant que possible largement ouverte dans le bassinet au fond duquel, parfois, on pourra voir l'embouchure de l'uretère. Il faut aussi qu'elle soit largement ouverte à l'extérieur ; pour cela, il suffira d'allonger l'incision de la coque rénale, en haut ou en bas, ou bien des deux côtés, sur une longueur d'autant de centimètres qu'il est nécessaire.

Fixation du rein. Curettage. Drainage. — Ce n'est qu'alors qu'on doit fixer le rein à la paroi. Une aiguille de Reverdin sera passée à travers les feuillets profonds de la paroi lombaire et la capsule du rein ; on y enfilera un des chefs des fils suspenseurs et on serrera modérément pour ne pas couper le rein. Si l'incision de celui-ci a dû être très prolongée, on passera de nouveaux fils pour fixer à la plaie pariétale, sur toute leur longueur, les lèvres de l'ouverture rénale.

Le rein fixé, la cavité peut être lavée avec une solution de sublimé étendue à 1/5000, ou même moins ; elle doit encore être, pour ainsi dire, curettée. M. Guyon termine en effet l'opération en frottant plus ou moins fortement les parois de la cavité avec un tampon de gaze iodoformée monté sur une pince longue. Il ne reste alors qu'à placer aussi profondément que possible, dans le bassinet si l'on peut, deux gros drains qui sont fixés aux lèvres de l'incision cutanée par deux crins de Florence. Le reste de la cavité rénale est lâchement bourré de gaze iodoformée, modérément chargée.

Les extrémités de l'incision pariétale peuvent être réunies par deux plans de suture, un profond au catgut, un superficiel avec des crins : mais il faut avoir soin de ne pas exagérer la réunion et laisser la plaie de la paroi ouverte sur toute la longueur de la plaie rénale, et même un peu au delà.

Soins ultérieurs. — Le pansement doit ordinairement être refait le lendemain de l'opération, la plaie ayant pu sécréter abondamment et parfois laisser suinter un peu de sang. On supprimera le tamponnement rénal et le pansement pourra n'être refait que tous les deux jours, à moins d'indications spéciales fournies par la température.

A chaque pansement, le rein sera lavé avec une solution très étendue de sublimé d'abord, et ensuite d'eau boriquée. Au bout d'un certain temps, si la plaie sécrète peu, on supprimera un drain et on touchera le fond de la cavité avec un tampon imbibé de teinture d'iode, pansement absolument indolent. Dans aucun cas, on ne cherchera à réunir la fistule persistante ; on y laissera même toujours un petit drain qui empêchera sa cicatrisation.

Ainsi pratiquée, on voit que la néphrotomie devient une véritable opération ; un pas de plus, l'usage de la curette tranchante, et on arrive presque à ce que nous décrirons sous le nom de néphrectomie sous-capsulaire.

M. le professeur Guyon attache une grande importance à tous les temps que nous venons d'indiquer : nous avons pu nous rendre compte de leur efficacité. L'emploi des fils suspenseurs facilite énormément l'opération en mettant le rein presque sous les yeux, et en le fixant ; l'usage d'une petite lampe électrique portative qui éclairera le fond de la cavité n'est pas non plus à dédaigner. La suture des enveloppes et du rein lui-même aux couches profondes de la paroi lombaire rend de grands services en créant un passage au pus, en rendant moins fréquente l'infection primitive ou secondaire de l'atmosphère graisseuse par le pus du rein, en permettant, par cette sorte de néphrorrhaphie surajoutée à la néphrotomie, de conserver le rein presque sous les yeux, et de le modifier ultérieurement par de véritables pansements. Quant à la destruction des cloisons, son efficacité n'a pas besoin de démonstration, bien que nous soyons convaincu que jamais on ne peut être certain de les avoir toutes détruites et d'avoir ouvert toutes les cavernes. Il suffit d'examiner un rein tuberculeux pour s'en convaincre. Mais de ce qu'on ne peut pas faire parfait, il n'en faut pas moins chercher à faire le mieux possible.

2° Néphrectomies.

A. — Indications générales de la néphrectomie

La première néphrectomie pour tuberculose rénale que nous ayons relevée date de 1872, de 3 ans après que G. Simon eut pratiqué la première, faite de propos délibéré. Cette première néphrectomie pour tuberculose est de Peters qui pensait trouver un rein calculeux. Depuis 20 ans, l'opération a été pratiquée un certain nombre de fois, puisque nous avons pu en relever 104 cas sans espérer être complet (1). Sur cette centaine de néphrectomies, l'erreur de Peters a été souvent répétée, surtout jusqu'à la découverte de Koch. Avec le bacille, le diagnostic est devenu plus précis ; le nombre des interventions a pu s'accroître ; mais en raison des difficultés de diagnostic de l'état des autres organes, la mortalité était restée assez considérable. Dans ces dernières années l'emploi de l'endoscopie, et les perfectionnements apportés par Guyon et Israël dans l'exploration du rein ont commencé à donner quelques résultats dans la détermination de l'état de la vessie et du second rein : la divulgation de ces procédés devra sous peu accroître le nombre des partisans de cette opération et en diminuer progressivement la mortalité. D'un autre côté le choix mieux raisonné du procédé opératoire, la simplification de ces procédés ne pourront, eux aussi, que favoriser l'essor de la néphrectomie.

On voit d'ailleurs, en consultant nos observations, que le nombre des chirurgiens qui ont pratiqué la néphrectomie est déjà assez considérable. Nous ne ferons que rappeler ici ses partisans les plus convaincus : ce sont Thornton, Czerny, Israël, Madelung, Bardenheuer, Max Schede, Gersony, Guyon, Le Dentu, Tuffier. Mais si l'accord est fait quant au principe de l'intervention, les divergences éclatent pour les questions de détail.

Un premier point à établir est le *moment* où l'on doit intervenir. Sans doute il faut que les lésions soient bien limitées comme le veut Morris : mais par limitation des lésions faut-il entendre que l'intervention doive être précoce et le plus rapprochée possible des premiers accidents ? Nous ne le croyons pas, et pour plusieurs raisons. En premier lieu c'est la difficulté d'un diagnostic précoce : même avec tous les procédés récents d'exploration, nous avons montré qu'on ne peut souvent pas arriver à l'établir. Ceux qui se sont le plus occupés de la question, Israël, Madelung, reconnaissent cette impossibilité. Il y a d'autres raisons pour s'abstenir au début. Il y a la connaissance de la marche de la tuberculose rénale absolument chronique mettant souvent plusieurs années avant d'aboutir à un état général grave et à la dissémination des lésions. Israël s'appuie sur cette lenteur d'évolution

(1) THIRIAR, de Bruxelles, nous a dit en avoir un certain nombre de cas à son actif, nous ne les avons malheureusement pas reçus : et dans la discussion sur le traitement de la tuberculose rénale, au 19e Congrès des chirurgiens allemands (avril 1890), Kœnig, von Bergmann, Heusner, Mikulicz, Riedel entre autres déclarent avoir pratiqué la néphrectomie.

pour repousser une intervention trop hâtive ; il faut encore songer à la possibilité d'une guérison spontanée. Madelung affirme en avoir rencontré à l'autopsie. Mais l'abstention, dans les périodes initiales, est surtout commandée par ce que nous ont appris les résultats de l'intervention dans les tuberculoses locales en général. M. le professeur Guyon montrait récemment dans une leçon déjà citée, que l'intervention ne pouvait être utile au tuberculeux qu'en le mettant dans de meilleures conditions qu'il n'était avant elle, pour lutter contre la tuberculose ; mais que, contre la tuberculose elle-même, nous ne pouvions rien. De ce que nous enlèverions à un sujet bien portant un rein dans lequel existent quelques granulations jeunes, s'ensuit-il que nous retirerons de l'organisme tous les bacilles qui s'y peuvent trouver ? Il est évident que non ; mais il est non moins certain que, sans vouloir faire revivre le coup de fouet, l'individu à qui on vient d'enlever ce rein se trouve dans des conditions moins favorables pour résister au développement de ses bacilles. Qu'au contraire le rein soit arrivé à la suppuration, que le sujet soit épuisé par cette suppuration, empoisonné par les produits de sécrétion : à ce moment l'organisme fléchit, les micro-organismes devenus très variés par les infections secondaires commencent à prendre le dessus et vont triompher. C'est alors seulement que le secours du chirurgien devient précieux. La néphrectomie ne pouvait tout à l'heure qu'affaiblir l'organisme : c'était l'ablation d'un organe nécessaire, fonctionnant encore bien et suffisant parfaitement à se défendre seul contre le bacille de Koch. Maintenant la néphrectomie se réduit à l'ablation d'un foyer de suppuration, perdu au point de vue de ses fonctions, incapable de se défendre seul, tuant l'organisme, en le forçant à venir à son secours pour lutter contre une armée de micro-organismes variés, contre laquelle lui ne peut rien. A ce moment le tuberculeux n'a rien à perdre, il a tout à gagner d'une opération qui le débarrassera du foyer qui l'épuise.

C'est donc à la période d'état, quand on est convaincu que le rein suppure, dès qu'on voit que l'état général commence à péricliter, que l'opération devient indiquée, Mais à ce moment il est temps : en tardant on s'expose à laisser la lésion se généraliser.

La néphrectomie est *indiquée* d'une manière absolue toutes les fois que le diagnostic de la tuberculose rénale a été nettement établi chez un individu dont l'*état général est encore satisfaisant, dont les autres organes sont reconnus indemnes de toute lésion*. Il ne peut y avoir indécision quand le cas se présente dans les conditions que nous venons d'indiquer ; mais il faut avouer que ces cas-là, en quelque sorte idéaux, sont rares. Pour les trouver il faut avoir suivi le malade depuis quelque temps ; il faut avoir guetté le moment où sa lésion aura commencé à retentir sur l'état général. Le plus souvent les malades sont vus plus tard et en pratique le point difficile sera non plus de savoir si on peut déjà opérer ; mais si on peut encore le faire.

La néphrectomie reste indiquée :

1° Si avec des lésions limitées à un seul rein l'*état général n'est pas gravement compromis*.

2° Si avec un état général suffisant, on ne trouve que des *lésions très limitées en dehors du rein :* que ces lésions soient pulmonaires, qu'elles soient, fait beaucoup plus fréquent, vésicales.

Nous avons suffisamment insisté au diagnostic, pour ne plus revenir ici, et redire comment l'endoscopie permettra ce diagnostic vésical, qu'il nous suffise de dire qu'on opérera si on ne trouve dans la vessie que des lésions de cystite simple, ou même si on n'y trouve encore comme lésions tuberculeuses que quelques rares et récentes granulations, encore limitées au pourtour de l'embouchure urétérale du rein malade.

Israël est absolument d'avis d'opérer quand la tuberculose vésicale est récente et limitée comme nous l'indiquons. Il appuie son opinion entre autres faits sur le cas de Verneuil et de Le Dentu (obs. 91), dans lequel la malade reste encore guérie actuellement, au bout de 6 ans 1/2, en dépit d'une légère cystite tuberculeuse qui semblait exister déjà au moment de l'opération. Plusieurs de nos observations ne font que nous confirmer dans cette idée, d'autant plus que nous savons combien peut être lente l'évolution de la cystite tuberculeuse, et que nous connaissons plusieurs malades, anciens tuberculeux vésicaux, améliorés actuellement d'une façon si notable par le traitement au sublimé en instillations, qu'eux-mêmes se considèrent comme guéris. Il suffira donc au chirurgien de traiter la vessie ultérieurement à la néphrectomie en y joignant le traitement général et hygiénique ordinaire de la tuberculose, traitement dans lequel les professeurs Guyon et Verneuil ont la plus grande confiance, et qu'il sera d'ailleurs toujours bon d'instituer à la suite de toute intervention pour tuberculose rénale.

Contre-indications. — La néphrectomie est absolument contre-indiquée :

1° Quand avec des lésions même limitées à un seul rein, l'*état général* est gravement compromis.

2° Quand on trouve des *lésions tuberculeuses disséminées*. Si le poumon et la vessie ne fournissent de contre-indication que dans les cas où leurs lésions sont un peu avancées déjà, par contre la moindre lésion du second rein doit faire rejeter toute tentative de néphrectomie.

3° Quand on trouve une *lésion quelconque du second rein*. Ce n'est pas la tuberculose bilatérale seule qui contre-indique la néphrectomie c'est encore la moindre lésion d'infection de cet organe : urétéro-pyélite ascendante non tuberculeuse, lithiase, ou dégénérescence amyloïde. C'est encore la constatation d'un rein unique.

On ne saurait trop insister sur l'importance qu'il y a pour le chirurgien à recourir à tous les procédés d'investigation dont il dispose avant de se prononcer sur l'état de ce rein. L'absence d'augmentation de volume de l'organe ne doit pas par exemple faire adopter l'idée d'un rein normal. Il faut corroborer la palpation par l'examen du jet urétéral chaque fois que l'état de la vessie le permet, et au besoin par le cathétérisme. Quand l'examen endoscopique est rendu impossible en raison des lésions vésicales, l'intensité de ces lésions elles-mêmes, empêchant l'opération, évitera de pratiquer une intervention intempestive. C'est ce que montre l'observation suivante :

Obs. VI. — *Tuberculose urinaire.* (Personnelle, inédite, résumée.) — Br..., 19 ans, pas d'antécédents héréditaires. Depuis 18 mois, fréquence, douleurs de la miction ; hématuries légères. Depuis 4 mois surtout, aggravation et pyurie abondante. A l'entrée (11 décembre 1890) amaigrissement considérable ; symptômes vésicaux très prononcés. Vessie absolument intolérante. Bacilles de Koch., Reins non douloureux, le gauche seul est gros. Le 11 février 1891, taille périnéale et curettage vésical, sans grande amélioration ; fistule périnéale persistante. Instillations sans résultat.

Mort le 13 juin 1891. Rein gauche énorme, rempli de cavernes tuberculeuses. Rein droit non augmenté de volume, mais rempli de cavernes ; il reste de ce côté moins de tissu sain que du côté gauche, le seul reconnu malade (n° 292 du musée Guyon). Vessie tuberculeuse, ulcérée, petite, épaisse. Tuberculose pulmonaire récente.

Dans d'autres cas au contraire (obs. IV et V), la cystoscopie nous a permis de reconnaître qu'avec de très légères lésions vésicales le jet de l'urine, modifié des deux côtés, sanglant ou purulent, indiquait des lésions bilatérales, et contre-indiquait la néphrectomie qu'eussent permis et l'état général, et, au besoin, l'état de la vessie.

Le diagnostic nettement posé, la lésion reconnue limitée à un rein, l'intervention décidée, il reste au chirurgien à choisir entre deux voies pour enlever le rein : la voie abdominale et la voie lombaire.

B. — Néphrectomie abdominale

Il suffit de voir quels sont ses partisans pour reconnaître la voie des gynécologistes : c'est le procédé de Lawson Tait, de K. Thornton, de L. Championnière, de Terrier, de Martin.

Comme avantages à cette voie, ceux qui la pratiquent trouvent : qu'elle donne plus de jour, et permet l'extraction de très gros reins, plus facilement que la voie lombaire. Sans doute cet avantage peut être apprécié pour une tumeur solide du rein ; mais quand le rein est gros dans la tuberculose, on peut toujours le ponctionner par la voie lombaire et en diminuer ainsi le volume. En dehors de la tuberculose massive, le rein n'est, d'ailleurs, ordinairement pas d'un volume bien extraordinaire. Ayant plus de jour, le chirurgien éviterait plus faci-facilement les déchirures des vaisseaux, de l'intestin, du péritoine. Or nous avons vu une mort par hémorrhagie entre les mains de Thornton ; et nous n'en trouvons pas par la voie lombaire.

Elle permettrait l'exploration des deux reins. Si le fait était exact il compenserait bien des désavantages. Mais cette exploration n'arrive à se faire qu'en incisant sur la ligne médiane, et aujourd'hui, l'incision latérale de Langenbuch est presque universellement adoptée. Passons cependant sur la difficulté qu'on a à palper les deux reins, pourvu que cette palpation donne quelque chose ; mais nous pouvons affirmer qu'il faut un rein très augmenté de volume, de consistance et de configuration externe bien modifiées, pour arriver à un résultat, et que celui-ci sera bien inférieur à ce que donnent la cytoscopie et l'analyse de l'urine.

La néphrectomie abdominale permet de réséquer une portion de l'uretère quand on le reconnaît malade ; mais on n'en pourra jamais réséquer qu'une portion et alors à quoi bon, s'il en reste une autre partie malade. D'ailleurs, en allongeant son incision, Madelung a pu le réséquer également par la voie lombaire.

Reste la facilité plus grande que l'on a pour placer une ligature simple ou double sur le hile.

En somme, peu ou pas d'avantages. Par contre des inconvénients qui se traduisent par une mortalité opératoire considérable : c'est la péritonite, la septicémie par issue du pus dans le péritoine ou même, sans cela, par faute contre l'antisepsie, faute qui se produira fatalement au cours de cette opération laborieuse chez tous ceux qui n'ont pas la grande habitude du péritoine : c'est le shock qu'amènera la longueur de l'opération avec sa double incision du péritoine et les sutures qu'elle entraîne. C'est la nécessité de faire un drainage lombaire ; si on ne le fait pas, le danger de voir survenir des accidents produits par la rétention des exsudats fournis par une vaste cavité fermée à sa partie déclive. C'est pour plus tard la possibilité d'un étranglement interne (Kuester), si à l'exemple de Thornton on fixe l'uretère à la paroi abdominale. C'est enfin la crainte que l'on doit avoir de voir survenir l'anurie, pour peu qu'existe le moindre état pathologique dans le second rein. Il n'est pas une intervention sur les organes abdominaux, après laparotomie, qui ne soit suivie pendant 24 ou 48 heures d'une oligurie plus ou moins marquée, alors qu'on n'a pas touché aux voies urinaires et que les deux reins sont indemnes. La néphrectomie transpéritonéale ne peut qu'exagérer cet accident.

Toutes ces raisons nous amènent à adopter la ligne de conduite de la plupart des chirurgiens et à préférer la voie lombaire à la voie abdominale.

C. — Néphrectomie lombaire

Les partisans de la néphrectomie transpéritonéale ont surtout reproché à l'incision lombaire de ne pas donner un jour suffisant, de produire des tiraillements sur les vaisseaux au moment de la ligature du pédicule, tiraillements pouvant amener leur rupture. Les chirurgiens qui ont le plus pratiqué la néphrectomie par cette voie, Czerny, Bardenheuer, Max Schede, Ris, Billroth, Madelung, Tuffier, ne semblent cependant pas avoir eu à déplorer plus d'accidents venant de la difficulté opératoire, que n'en ont éprouvé ceux qui préfèrent la voie abdominale. L'incision quelle qu'elle soit, et les variétés sont nombreuses, comme on peut s'en rendre compte en lisant le travail de Le Dentu, qu'elle soit verticale, courbe, oblique, ou para-péritonéale (1), peut toujours, d'après les auteurs

(1) Poncet (de Lyon) a récemment fait publier un cas opéré par ce procédé ; nous ne l'avons pas rapporté, le résultat n'étant pas indiqué. Le hile se verrait très bien. *Lyon méd.*, 28 fév. 1892.

précités être suffisamment allongée ou combinée à une incision secondaire pour permettre d'opérer sans trop de difficultés et sans qu'on ait besoin de pratiquer la résection de la 12e côte. Le seul point important est d'éviter de se trop rapprocher de cette côte, ce qui expose à l'ouverture du cul-de-sac pleural. L'incision de Guyon pour la néphrotomie est entre autres très utilement employée pour la néphrectomie.

Le temps le plus laborieux est la décortication du rein avec sa capsule : il n'est cependant pas plus pénible que quand on le fait à travers le ventre, et nous verrons que quand il est très difficile, il est un procédé opératoire, la méthode sous-capsulaire, qui permet de l'éliminer.

La blessure des gros vaisseaux, la déchirure du côlon ou du péritoine sont également des accidents imputables aux adhérences périrénales, qui grâce à la méthode sous-capsulaire, doivent disparaître et cesser de jeter le discrédit sur les incisions lombaires.

En perfectionnant ainsi les procédés opératoires, on arrive peu à peu à voir que la néphrectomie lombaire ne présente pas plus de difficultés et d'accidents opératoires que bien d'autres opérations et qu'il lui reste cet immense avantage et de ne pas ouvrir le péritoine et de réaliser un drainage très facile du vaste foyer qu'elle laisse.

Les auteurs discutent en général la différence qu'il peut y avoir au point de vue de la difficulté opératoire entre la néphrectomie primitive et la néphrectomie secondaire ; selon ce qu'ils ont trouvé, dans un ou deux cas seulement pour la plupart, ils concluent en faveur de l'une ou de l'autre méthode. Il ne nous semble pas utile de nous livrer à un pareil travail, considérant ces deux opérations comme ayant chacune leurs indications et ne devant être adoptées que selon ces indications. Devant une tumeur blanche on fera une résection ou une amputation selon ce qu'on jugera le plus utile et non le plus facile. Les indications nous semblent aussi tranchées ici et si les résultats de la néphrectomie primitive sont moins satisfaisants que ceux de la néphrectomie secondaire, c'est simplement parce que, pendant longtemps, on a primitivement enlevé le rein alors qu'on aurait dû commencer par la néphrotomie.

a) La *néphrectomie primitive* est *indiquée* toutes les fois que, avec une *tuberculose rénale unilatérale sans lésions vésicales ou avec lésions vésicales très récentes et localisées*, on constate que *l'état général est bon.*

Du moment que l'on suppose le malade en état de supporter la néphrectomie, on ne peut espérer lui voir gagner des forces par la néphrotomie, du moment que le diagnostic est nettement établi, il n'y a aucune raison pour attendre. La néphrotomie ne ferait que diminuer l'écoulement de l'urine tuberculeuse dans la vessie, elle ne le supprimerait pas. La vessie ne pourrait donc en attendant la néphrectomie secondaire ou que se prendre si elle ne l'est pas, ou qu'augmenter ses lésions si elle en a déjà.

Ris, Herczel sont partisans de la néphrectomie primitive quand les lésions sont récentes encore ; Madelung n'admet que ce genre d'intervention, bien que n'opérant que les cas désespérés.

b) La *néphrectomie secondaire* est *indiquée* devant un malade présentant les *conditions locales requises pour la néphrectomie* (unilatéralité, vessie saine ou à peu près) *avec un état général mauvais.*

Elle est donc indiquée chez les malades que les douleurs, les crises de rétention, souvent aussi la formation d'une collection périnéphrétique ont affaiblis, ont jetés au lit depuis quelque temps en leur enlevant appétit et sommeil, chez les malades ayant une température élevée. Chez ces gens-là la néphrotomie ne doit être faite qu'avec l'idée bien arrêtée qu'elle n'est que le 1er acte de l'intervention : nous avons vu l'amélioration pour ainsi dire constante que procure l'ouverture du rein ; mais nous avons vu que cette amélioration n'est ordinairement pas durable. C'est donc au chirurgien à savoir choisir le moment précis où la néphrotomie a donné tout ce qu'elle pouvait, c'est au chirurgien à ne pas laisser passer ce moment et à ne pas laisser arriver celui où cessant de gagner le malade va recommencer à perdre. Ce moment est variable évidemment ; mais d'une façon générale nous croyons, avec M. Tuffier, qu'il ne faut pas laisser s'écouler plus de quelques semaines entre les deux interventions : au bout de 5, 6 à 7 semaines en général les néphrotomisés ont tiré tout le bénéfice qu'ils pouvaient de la néphrotomie ; il faut à ce moment pratiquer la néphrectomie secondaire, qui doit donc être *précoce*. C'est au retard souvent apporté à l'ablation du rein qu'on doit attribuer un certain nombre d'insuccès. Avant de pratiquer la néphrectomie le chirurgien devra naturellement s'assurer à nouveau de l'état de la vessie et du second rein, et en rester à la néphrotomie si les lésions ont par hasard progressé du côté de ces organes. Il devra également s'abstenir dans les cas exceptionnels où la néphrotomie n'aurait apporté aucune amélioration dans l'état général.

Actuellement presque tous les chirurgiens sont d'accord pour reconnaître la valeur de la néphrectomie secondaire : Kuester, Czerny, Max Schede, Gersony, Guyon, Tuffier en sont des plus partisans. Madelung est un des rares opérateurs qui la repoussent d'une façon catégorique, bien qu'il n'opère que dans les cas presque désespérés, forcé par les douleurs et la température. Pour lui la néphrotomie antérieure n'aurait jamais amélioré une pyélonéphrite tuberculeuse et n'est même pas palliative. Nous ne pouvons partager son opinion. Bardenheuer, moins catégorique, est peu partisan de la néphrectomie secondaire en raison, surtout, de la crainte qu'il a que les malades ne consentent plus à une seconde opération. Nous ne pensons pas que de telles considérations soient suffisantes pour faire rejeter une opération reconnue bonne.

Le manuel opératoire de la néphrectomie secondaire restera celui de la néphrectomie primitive : on se servira de l'incision de la néphrotomie qu'on allonge selon les besoins ; le trajet de la fistule lombaire sera réséqué.

Quant aux difficultés opératoires, créées par les adhérences, qui seraient plus fortes après la néphrotomie, d'après Morrant Baker et quelques autres, elles ne semblent pas indiquées par la plupart des opérateurs ; Czerny et Bergmann trouvent même la néphrectomie secondaire plus facile.

Les adhérences créées par la néphrotomie ne doivent d'ailleurs pas être bien solides, quand au moins la néphrectomie secondaire est faite dans les délais que nous établissons.

En raison des lésions presque constantes de l'uretère, il est bon de chercher à en réséquer la plus grande portion possible, de fixer ce qui en reste à la plaie lombaire (Madelung) ou de toucher au thermocautère sa surface de section.

Disons que Max Schede et Madelung conseillent un emploi très modéré des liquides antiseptiques au cours de toute néphrectomie : l'élimination de ces produits par le second rein aurait pu produire une dégénérescence aiguë de l'épithélium d'après Sanger Fränkel.

L'incision ne doit être réunie que très imparfaitement et le foyer doit être soit bourré de gaze iodoformée, que Max Schede laisse de 10 à 12 jours en place, tout en changeant le reste du pansement, soit drainé largement.

D. — Néphrectomie sous-capsulaire

Que la néphrectomie soit primitive ou secondaire, on tombe dans un certain nombre de cas sur une capsule propre confondue intimement avec l'atmosphère périrénale et dont, en s'acharnant, on n'obtenait jadis la séparation qu'en emportant des lambeaux de tissus ambiants. Ces tissus étant eux-mêmes adhérents à différents organes, il arrivait que ces organes, le péritoine, le côlon, la veine cave, étaient souvent déchirés.

Ollier (de Lyon) imagine, en 1887, de recourir à la décortication sous-capsulaire du rein : nous avons montré en effet que, même dans les cas de périnéphrite intense, la surface du rein adhérait modérément à la capsule propre. Ce procédé de néphrectomie sous-capsulaire a depuis été appliqué dans la tuberculose par un certain nombre de chirurgiens, par von Bergmann, par Bardenheuer, par Tuffier, par Duret entre autres.

Il évite dans les cas d'adhérences d'ouvrir accidentellement le péritoine, le côlon, de déchirer des vaisseaux pouvant amener des hémorrhagies graves. Bardenheuer lui reconnait encore l'avantage de ne pas ouvrir le tissu conjonctif rétro-péritonéal, tissu assez lâche, facile à infecter, et que la capsule conservée isole du foyer rénal comme le ferait un rempart. Enfin, d'après Bardenheuer encore, la conservation de la capsule fournit une cicatrice plus ferme, plus solide qui met à l'abri des hernies lombaires.

Si ces avantages sont réels on peut cependant se demander si dans quelques cas il ne présente pas de légers inconvénients. Dans une néphrectomie sous-capsulaire de Bardenheuer la fistule mit longtemps à se fermer : peut-être n'était-ce que la rigidité de la capsule qui empêchait les parois de la poche de se rapprocher ; mais on peut aussi se demander si dans quelques cas la capsule elle-même ne peut pas renfermer quelques granulations tuberculeuses qui continueront à évoluer après la néphrectomie.

Quoi qu'il en soit le procédé est bon, évitant un certain nombre d'accidents opératoires ; mais nous ne pensons pas qu'on doive le généraliser à tous les cas : nous croyons au contraire qu'il faut le réserver à ceux où la *périnéphrite rend véritablement impossible l'extir-*

pation du rein avec sa capsule. Telle est sa seule indication. Elle ne peut être reconnue qu'au cours même de l'opération.

La décortication sous-capsulaire serait le plus souvent facile et, d'après Tuffier, ne laisserait que très rarement des lambeaux de tissu rénal adhérents à la capsule. Arrivé sur le hile le pédicule est pincé pour être lié après section du rein.

Nous pensons que, plus encore que par la méthode ordinaire, il sera bon après la néphrectomie sous-capsulaire de laisser la plaie largement ouverte de façon à modifier la surface de la capsule par des topiques et que peut-être même, il pourra être sage, dans certains cas, de terminer la néphrectomie par un véritable curettage de cette capsule, curettage qu'au besoin on pourra ultérieurement répéter si la cicatrisation ne s'obtenait pas rapidement.

Soins ultérieurs. — Après toute néphrectomie, les soins les plus attentifs doivent être, comme après toute opération grave, accordés à l'opéré : immédiatement après l'opération il est absolument important de réchauffer le malade, d'exciter son état général par des boissons alcooliques prises en petite quantité à la fois (thé au rhum, champagne), au besoin par des injections sous-cutanées d'éther. Il faut de plus surveiller le fonctionnement de sa vessie et de son rein ; presque toujours le malade devra être sondé pendant les premières heures. Très souvent la quantité d'urine sera d'abord peu abondante ; au besoin on exciterait la fonction rénale par des frictions et application de serviettes chaudes sur la région lombaire.

Du côté de la plaie lombaire, il n'y a rien de spécial à indiquer après la néphrectomie, en dehors de ce que nous avons dit pour la capsule à la suite de la néphrectomie sous-capsulaire. Il n'en est pas de même de la vessie et de l'état général. Pour peu qu'on ait opéré malgré une faible participation de la vessie aux lésions tuberculeuses, pour peu que la vessie présente des lésions de cystite, cette vessie sera soignée par les instillations de sublimé, selon la méthode indiquée par notre maître (1). En faveur de l'état général on rendra également d'immenses services au malade en lui ordonnant un régime tonique et fortifiant, une hygiène sévère, la vie au grand air, l'usage des bains salés, l'emploi de la créosote ou de l'iodoforme, et de la glycérine à l'intérieur. On aura ainsi fait œuvre de chirurgien et non simplement d'opérateur.

(1) Guyon. *Ann. des maladies des org. gén.-urin.*, janvier 1892, p. 1.

CONCLUSIONS

Le rein peut être primitivement tuberculeux ; il peut être envahi secondairement à la vessie. L'anatomie pathologique démontre ces deux formes : primitive et secondaire, sans qu'il soit possible d'en établir la proportion.

L'expérimentation n'a pu produire la tuberculose primitive : elle a démontré la tuberculose secondaire.

La tuberculose rénale aboutit, dans ses deux formes, à la formation de cavernes intra-parenchymateuses, toujours multiples. Elle est ordinairement unilatérale.

Ses symptômes peuvent être confondus avec ceux de la tuberculose urinaire. Son évolution est chronique.

Le diagnostic est donc toujours difficile et complexe, surtout en l'absence du bacille de Koch qui manque souvent. La cystoscopie rend de grands services pour déterminer l'état de la vessie et du second rein.

L'intervention ne doit pas être précoce.

La néphrotomie est seule praticable dans la tuberculose secondaire : elle laisse une fistule persistante et donne une amélioration plus ou moins durable.

La néphrectomie est indiquée dans la tuberculose primitive, quand l'état de la vessie et du second rein la permettent.

La voie lombaire est la moins dangereuse.

Selon les indications tirées de l'état général, on fera la néphrectomie primitive ou secondaire précoce.

La néphrectomie sous-capsulaire est indiquée dans les cas où il y a adhérences.

La néphrectomie peut amener la guérison.

OBSERVATIONS (1)

I. — Néphrotomies.

Obs. 1. — *Mort.* Bryant. *Lancet*, juillet 1870, et Dickinson, *On renal and urinary Affections*, t. III, p. 990. — Tumeur lombaire volumineuse, douleurs le long de l'uretère, urines purulentes. Diagnostic : pyonéphrose calculeuse ; on ne trouve pas de calcul. Mort le 25e jour de péritonite. On trouve un rein tuberculeux sans calcul.

Obs. 2. — *Tuberculose du bassinet. Mort.* Thornton. *Surgery of the Kidneys*, 1889, p. 47. — F..., encore forte et de bon aspect, symptômes d'un calcul du rein ; douleur atroce irradiée le long de l'uretère revenant par crises, hématuries, plus tard suppuration et tumeur du rein.

Opérée en 1878. Le bassinet ouvert est couvert de granulations tuberculeuses : pas de pierre. Grand soulagement. Fistule persistante. L'autre rein se prend, et mort, 7 mois après, d'urémie.

Autopsie. — Généralisation de l'infection tuberculeuse manifestement partie du rein opéré pour gagner tout l'appareil urinaire ; lésions plus jeunes dans le rein non opéré. Dans aucun des deux ni ulcération, ni ramollissement caséeux.

Obs. 3. — *Guérison.* Habershon. *Lancet*, 31 janv. 1880, p. 171. — H... de 28 ans, de souche tuberculeuse. Depuis 4 mois, hématuries, douleur en urinant depuis un mois, il souffre du côté gauche ; tumeur rénale gauche qui le force à prendre le lit. Une nuit sa tumeur disparaît subitement et il se met à uriner du pus : état très grave, douleurs rénales à gauche sans tumeur nette. Sommet droit douteux. A ce moment les urines sont redevenues claires ; plus de pus ; température élevée. Le 8 février 1879, une ponction exploratrice : du pus fétide. Le 14, la tumeur reproduite est incisée : collection énorme remontant sous les côtes, descendant au delà de la crête iliaque, à parois épaisses incrustées de sels calcaires, que l'auteur suppose pouvoir être le bassinet dilaté ; drainage. Le 21 mars la plaie refermée, doit être réouverte. La fistule ne se ferme qu'en novembre. Depuis guérison.

Obs. 4. — *Tuberculose primitive du bassinet. Guérison.* Thornton. *Surgery of the Kidneys*, London, 1889, p. 47. — F..., 23 ans, de bonne

(1) Les observations sans titre, devraient toutes porter celui de tuberculose rénale.

apparence. Début : 3 ans, subitement, par vomissements suivis de douleurs rénales à droite, avec irradiations dans l'uretère. Miction indolente, mais fréquente au moment des crises. Urines purulentes. Pas d'examen bacillaire. Ni pierre, ni sang dans l'urine : on me l'envoyait comme calculeuse. Tumeur rénale droite.

Opérée en février 1884. Rein très vasculaire, avec une muqueuse du bassinet couverte de granulations d'aspect tuberculeux. Drainage, amélioration, cicatrisation en moins de 1 mois, retour des forces. Quelques années après, quelques douleurs passagères ; elle continue à aller bien en 1889.

OBS. 5. — *Mort.* BARKER, *Lancet*, 24 janvier 1885. — F..., 27 ans. A 17 ans, coliques néphrétiques. Début : 6 mois ; douleur et tuméfaction du côté droit. Symptômes transitoires de cystite. Pyurie. Entrée : mars 1880 ; état général mauvais, tumeur rénale ; ponction exploratrice donne du pus et du sang ; les urines deviennent claires pendant quelque temps.

Néphrotomie, 27 avril. — Amélioration passagère puis affaissement progressif et mort 5 mois après.

AUTOPSIE, 30 juillet. — Rein droit : cavernes tuberculeuses ; adhérences au côlon et au rectum. Rein gauche amyloïde. Pas de tuberculose pulmonaire.

OBS. 6. — *Mort.* JOHN DUNCAN. *Edinburg med. Journal*, 7 juillet 1889. — B..., 32 ans, sans antécédents héréditaires. Depuis une dernière couche en juin 1880, elle souffre en urinant ; fréquence, hématuries. Bientôt diarrhée rebelle et douleurs dans le rein gauche. Au bout de 5 semaines les douleurs vésicales s'amendent, les douleurs rénales augmentent. A son entrée (31 janvier 1881), tuméfaction très douloureuse, légèrement fluctuante, de la région lombaire gauche ; le surlendemain ponction exploratrice : pus, fièvre, état général très grave.

Opération, 8 février. — Abcès périnéphrétique ; le doigt sent le rein rempli de pus ; l'état général contre-indiquant la néphrectomie, on se contente de l'incision du rein et du drainage. Mort le 5e jour.

AUTOPSIE. — Rein gauche rempli de cavernes à pus caséeux. Poumons : cavernes et granulations grises. Dégénérescence amyloïde de plusieurs viscères. Rein droit et vessie sains.

OBS. 7. — *Tuberculose primitive du rein droit. Mort.* WEST'S, in CLARKE BRUCE. *Surgery of the Kidney*, p. 107. — Fille de 14 ans, souffrant depuis 3 mois du rein droit, et pendant la miction : urines purulentes. Tumeur rénale, ponctionnée le 3 juin 1884, donne du pus qui se reproduit vite ; l'état général continue à s'aggraver, température. *Néphrotomie*, 12 juin. Vaste poche caséo-purulente : drainage. Mort rapide ; rien en dehors du rein à l'autopsie.

OBS. 8. — *Mort.* A. G. MILLER (d'Edinbourg). In *Edin. med. Journ.*, juin 1888, p. 1068. — F..., 22 ans. Début par cystite ; depuis tumeur rénale gauche ; ponction exploratrice positive.

Le 6 août 1885. Néphrotomie, pus abondant. Amélioration de l'état général et local ; les urines redeviennent presque claires. En janvier 1886, la fistule lombaire commence à donner beaucoup moins de pus et l'état général s'aggrave : cachexie et mort d'urémie, le 26 mars 1886, après une période de coma de 2 jours avec de l'œdème et de l'oligurie. Pas d'autopsie.

OBS. 9. — *Mort.* CABOT (de Boston). Statistique de néphrotomies de NEWMANN. *Loc. cit.* — H..., 23 ans. Néphrotomie le 3 décembre 1885. Mort 3 mois après de cause indéterminée.

OBS. 10. — *Mort.* MAYO ROBSON, in NEWMANN. *Loc. cit.* — Homme, 35 ans. Opéré en mai 1886. Les symptômes dataient de 3 ans. Mort de shock : tuberculose des 2 reins et du péritoine.

OBS. 11. — *Guérison.* A. E. BARKER, in NEWMANN. *Loc. cit.* — Fille de 7 ans : grosse tumeur, drainée le 4 juin 1886.

OBS. 12. — *Guérison.* JOHN DUNCAN, in NEWMANN. *Loc. cit.* — Garçon de 13 ans : tumeur rénale gauche ouverte en 1886. Guéri.

OBS. 13. — *Tuberculose génito-urinaire. Pyonéphrose gauche, abcès périnéphrétique ouvert dans la plèvre. Drainage lombo-thoracique. Mort.* FR. RIS. Zur Nierenchirurgie. *Beitz. zur klin. Chir.*, 1890, Bd. VII, p. 172. — R..., 29 ans. Père tuberculeux. En août 1885, souffre pour la première fois de la région lombaire gauche ; depuis fréquence de la miction, urines troubles. Miction douloureuse à la suite d'excès de boisson.

Depuis août 1886, aggravation, douleurs lombaires irradiées très violentes, et état général grave avec amaigrissement. Soigné en médecine depuis le 9 octobre 1886 : mange assez bien ; anémie, fièvre ; pas de douleur à la pression des régions lombaires. Urines très purulentes, neutres.

Pas de bacilles ; douleurs d'abord vagues, se localisent dans la région lombaire et dans l'hypochondre gauche. A ce niveau depuis la fin d'octobre, tumeur régulière, lisse, élastique, rénitente, sensible au toucher et qui va en augmentant. Au sommet du poumon droit, matité et râles, la quantité d'urine diminue (1 litre ou beaucoup moins).

Le 23 novembre, pour la première fois matité pleurale jusqu'à la pointe de l'omoplate. Dans la nuit du 1er au 2 décembre la matité monte subitement jusqu'à la crête de l'omoplate et en avant jusqu'à la 2e côte, en même temps disparition de la tumeur de l'hypochondre. Ponction exploratrice dans 6e espace intercostal, dans la ligne axillaire, évacue du pus très fétide. Le malade est transporté en chirurgie le 2 décembre 1886.

Opération, 2 décembre 1886. — Large incision sur la 9e côte dans la ligne scapulaire. Résection sous-périostique d'un morceau de côte de 3 cent., incision de la plèvre, évacuation d'une quantité considérable de pus sanieux mêlé de flocons caséeux. Le doigt introduit dans la plèvre pénètre par une large ouverture du diaphragme dans la région lombaire, une pince à séquestre y est glissée jusqu'au niveau des parties molles de la paroi lombaire ; contre-ouverture. Le doigt passé dans cette seconde incision ne sent pas le rein avec netteté. Gros drain passé d'une ouverture à l'autre ; pas de lavage.

Suites. Pansement refait tous les jours d'abord, puis tous les 4 jours, lavages par le drain avec une solution de sublimé. En janvier, sécrétion inodore. A partir du 15 mars, le drain ne passe plus que par l'ouverture lombaire. En avril, la sécrétion prend l'odeur d'urine décomposée ; en juin, elle devient très abondante , cicatrisation très lente ; signes d'infiltration du poumon droit peu significatifs et limités au sommet. A partir de mars, l'urine tombe de 1 litre à 434 c.c., elle est alcaline et contient plus d'albumine, de pus et de sang ; pas de bacilles. En février, strangurie qui s'accentue et bientôt incontinence. Plus le malade urine, moins sa fistule sécrète et inversement.

L'état général s'était très amélioré pendant les 2 premiers mois après l'opération, depuis, marasme, diarrhée, inappétence, pas de sommeil : amaigrissement squelettique, eschares. Mort le 12 juin 1887.

AUTOPSIE. — Cavité pleurale gauche oblitérée sauf au sommet. Au niveau de l'ancienne fistule reste une petite cavité sans pus. Plèvre droite, adhérences des 2 feuillets. Lésions tuberculeuses au sommet droit. Épiploon adhérent aux intestins et au niveau du rein gauche, celui-ci est adhérent à la rate : il est gros, rempli de cavernes caséeuses débouchant dans le bassinet. Dans le rein droit, quelques petits nodules caséeux à la limite des portions médullaire et corticale. Vessie petite, avec ulcérations tuberculeuses plus ou moins larges. Prostate caséeuse. Rate et foie amyloïdes.

OBS. 14. — *Mort.* BELFIELD (de New-York). *Med. Rec.*, mai 1887. — H..., 48 ans. Depuis 2 ans, fréquence et douleurs à la miction. Pyurie, hématuries. Il y a 1 an, rend 3 petits calculs. Depuis 3 mois, tumeur lombaire gauche avec douleurs irradiées jusqu'au testicule. A l'entrée, état grave, urine de 800 à 1000 gr. d'urine très purulente et sanguinolente. Rein très douloureux à la pression. Pas de bacilles de Koch.

Néphrotomie, 26 janvier 1887. — Rein gros avec bassinet dilaté ; l'autre rein était suspect, ce qui empêche de faire la néphrectomie. Urémie à partir du 5e jour, mort le 11e.

AUTOPSIE. — Rein droit aussi avancé en lésions que le gauche. Rien à la vessie, ni à la prostate.

OBS. 15. — *Amélioration.* THORNTON, *loc. cit.*, p. 48. — Antécédents et apparence tuberculeuse. Femme déjà néphrotomisée et drainée pour une hydronéphrose. Nouvelle intervention, croyant trouver un calcul : je rencontre de petites granulations sur la muqueuse du bassinet, surtout au voisinage de l'uretère qui doit en renfermer aussi, c'est la cause probable de l'hydronéphrose. La malade a toujours dû conserver son drain, réapparition des symptômes dès qu'on l'enlève. Amélioration ; mais l'urine reste purulente et la maladie doit progresser.

OBS. 16. — *Mort.* MADELUNG (de Rostock). *Archiv. für. klin. Chir.*, XLI, p. 268. — Femme de 31 ans, deux accouchements ; depuis le second, en septembre 1887, elle a presque toujours de la fièvre le soir ; elle a maigri et s'est très affaiblie. A la Pentecôte, entérite ; alternatives de diarrhée et de constipation avec forte fièvre ; la malade garde le lit 9 semaines : convalescence très lente ; elle doit souvent s'aliter. Début de la purulence des urines ignoré.

Entrée le 17 août 1888 ; très maigre, ne tousse pas, pas de diarrhée. Tumeur rénale droite irrégulière, du volume d'une tête d'enfant, l'intestin passe devant cette tumeur manifestement fluctuante. Pas de température. Urines : dépôt abondant formé de corpuscules de pus, de cellules épithéliales, avec albumine ; pas de bacilles.

Néphrotomie, 28 août 1888. — Pas de pus ; la cuiller tranchante retire des masses caséeuses. Drainage. Pas de bacilles dans la matière caséeuse.

Suites. — Pas de fièvre; l'état général ne s'amende pas ; l'urine reste purulente ; la fistule lombaire donne très peu de pus caséeux. Le 12 septembre on trouve dans l'urine de nombreux bacilles de Koch. La malade sort le 24 septembre avec un état général passable.

Elle rentre le 28 novembre 1888. — Mal soignée chez elle, elle s'est très affaiblie encore ; eschares ; douleurs violentes ; état général très grave. Le rein a encore augmenté de volume ; il atteint l'os iliaque. Urine purulente ; beaucoup d'albumine. Quantité, 670 à 870 centim. cubes par jour. On se borne à panser les plaies et à donner de la morphine. Mort le 15 décembre 1888.

AUTOPSIE. (Professeur A. Thierfelder). — Rein droit, très gros. Atmosphère graisseuse remplacée par une capsule de tissu conjonctif très résistant, très adhérente à la capsule propre du rein. Le rein donne la sensation d'un kyste à parois épaisses. Sur la face postérieure du rein, environ à 2 centim. de son extrémité supérieure, persiste la plaie de la néphrotomie, longue de 1 centim. 1/2, donnant issue par la pression à un mélange de liquide louche et de matières caséeuses. Au-dessous, le rein est transformé en plusieurs cavernes à parois épaisses, à contenu caséeux ; on ne trouve pas à l'œil nu de tissu rénal sain, à part une mince couche sous la capsule. Le bassinet a sa muqueuse couverte de bouillie caséeuse ; au microscope plus trace de muqueuse.

OBS. 17. — *Mort*. MADELUNG, *loc. cit.*. — E..., 31 ans. Début : 14 mois. Tumeur rénale du volume d'une tête d'enfant. *Opération*, 28 août 1888 : vaste cavité purulente, après avoir traversé une épaisse couche de tissu caséeux et l'avoir curettée. Drainage. Les douleurs restent aussi violentes, l'état général continue à se prendre et 4 mois après mort (15 décembre 1888). La tumeur avait encore augmenté depuis l'opération. La fistule persistait, donnant un peu de pus. L'examen de la pièce montre que l'incision rénale ne pouvait servir à rien.

OBS. 18. — *Guérison sans fistule*. FR. RIS. *Loc. cit.*, p. 170. — Sch..., 22 ans, sans antécédents dans sa jeunesse. Violentes douleurs, revenant par crises, dans le côté gauche et accompagnées de vomissements. Cela dura 2 ou 3 ans, puis cessa. Il y a environ 5 semaines, un malaise général, abattement. Bientôt forte douleur dans le côté gauche, douleur qui l'oblige à cesser de travailler, avec vomissements. Il y a trois semaines, en médecine, les urines deviennent troubles et les douleurs diminuent.

Entrée en chirurgie le 26 février, très anémiée. Légère température le soir.

Poumons semblent sains ; abdomen légèrement saillant du côté gauche. Tumeur allant jusqu'au-dessous de l'ombilic ; elle est régulière, pas mobile, de consistance très ferme et sensible au toucher, se déplace d'avant en arrière avec sonorité antérieure. Urines (1000 à 1200 c.c., en 24 heures) très troubles avec dépôt blanchâtre de pus, sans cylindres, ni sang ; bacilles en abondance. Rien au rein droit.

Opération, 5 mars. — Incision de la 12e côte à la crête iliaque ; courbe à convexité inférieure ; le rein se montre sous forme de poche, superficielle, bleuâtre par transparence, franchement fluctuante. Ponction : pus jaunâtre très épais. Le péritoine doublé de graisse se présente, mais n'est pas ouvert. Le rein ouvert, environ 400 c.c. de pus s'écoulent. On voit par l'incision les différents diverticules de la poche et le doigt pénètre dans le bassinet très dilaté. A cet instant la respiration s'interrompt : on ne peut reprendre l'opération qu'au bout de 30 minutes. Pendant ce temps la poche s'est remplie de sang, on la nettoie ; une hémorrhagie moyenne se reproduit. Lavage avec une solution de sublimé ; drainage, gaze iodoformée. Réunion partielle.

Suites. — Reste sans connaissance jusqu'à 6 heures du soir, avec des alternatives d'agitation et de somnolence. Le pouls petit, fréquent : 148. A 8 heures du soir seulement elle commence à parler. Ni fièvre, ni douleur, ni vomissements ; elle urine seule.

12 mars. On retire la gaze : sécrétion d'odeur urinaire. Rétention de pus, en avril, dès qu'on veut retirer le drain. 7 juin : La fistule conserve un petit drain ; il s'écoule pas mal d'urine tantôt purulente, tantôt presque limpide. Urine en quantité normale avec un petit dépôt de pus. État général excellent, embonpoint, se lève tous les jours. 22 juin : La fistule ne donnant plus que de l'urine claire, on applique un pansement muni d'une pelote en caoutchouc. 30 juin. Grâce à la pelote et sans rétention la fistule s'est fermée. État général excellent.

Obs. 19. — *Mort.* Fr. Ris. *Loc. cit.*, p. 168. — Lina W..., 34 ans. Pas d'antécédents, elle a 2 enfants bien portants ; un 3e, né avant terme, est mort à 15 semaines. Début en octobre 1888 par malaises. En novembre, elle remarque dans le côté droit du ventre une tumeur de la grosseur du poing qui, depuis, augmente. En avril, douleurs dorsales et coliques. Non réglée depuis novembre.

Actuellement, amaigrissement ; fièvre vespérale. Douleurs dans le côté droit du ventre ; elle se couche de préférence sur ce côté. Poumons semblent sains. La tumeur ne suit pas les mouvements respiratoires. Partie de la région lombaire droite, elle s'étend jusqu'à 4 cent. à gauche de l'ombilic, en bas jusqu'à l'épine iliaque. Elle est sphérique en son milieu, à surface lisse, de consistance assez ferme, sauf au point culminant de sa partie sphérique. Fluctuation facile, communiquée de cette portion sphérique à la région lombaire qui est bombée. Tumeur immobile, sensible surtout vers la région lombaire ; la matité du foie s'entend jusqu'à la tumeur. Rien au rein gauche et à la vessie. Urines : 800 à 1400 c. c. acides, troubles avec dépôt.

Opération, 15 mai. — Incision de 10 à 12 cent. en arc à convexité inférieure, de la 12e côte à la crête iliaque. La couche musculaire à peine dépassée, on tombe sur une collection purulente de 700 à 800 gr. ; pus épais, jaune verdâtre, exhalant une forte odeur d'ail. Le doigt reconnaît une vaste cavité irrégulière et constate en avant la présence d'une seconde tumeur non incisée, tumeur qui correspond à la portion hémisphérique qu'on sentait à l'examen. Pour vider cette collection, on fait sur la paroi abdominale une incision de 10 cent. environ commençant à 3 ou 4 cent. au-dessus de l'ombilic, dans le prolongement de la ligne sternale droite, on incise jusque sur le péritoine mobile au-dessus de la tumeur. On le réunit au feuillet postérieur du péritoine, qui recouvre la tumeur par une série de 10 points de suture disposés en couronne. On aperçoit le bord inférieur du foie. Cette plaie antérieure est pansée séparément. Drainage de la grande caverne lombaire lavée avec une solution de sublimé.

Suites. — Dans la journée demi-collapsus, vomissements, T. 37°,1. Pouls, 144, petit, injections d'éther. Thé alcoolisé.

21 mai. Second pansement. État général meilleur. Une thrombose de la veine fémorale retarde l'intervention secondaire, et le 27 mai, eschares au niveau du sacrum et de l'épine iliaque postérieure et supérieure.

5 juin. Œdème de la jambe gauche très diminué. La plaie abdominale est en parfait état ; la surface de la tumeur adhère au péritoine, ablation des sutures et incision de l'abcès. Évacuation d'une grande quantité de pus qui a les caractères de celui de la première collection avec grumeaux jaunâtres.

Le doigt, dans le rein, sent très distinctement les calices et leurs anfractuosités. On arrive insensiblement à établir la communication entre les 2 cavernes à travers lesquelles on fait passer un drain. Lavages au sublimé.

Suites peu satisfaisantes, fièvre hectique continue, 2 fistules restent en avant et en arrière, donnant peu de sécrétion. L'état général ne s'améliore pas ; les eschares persistent ; d'autres se forment. Diarrhée profuse et marasme qui augmente jusqu'à la mort, le 6 octobre 1889.

AUTOPSIE. — Le côlon transverse et le péritoine pariétal au niveau de l'incision sont intimement soudés. De plus, toute cette masse adhère au bord inférieur du foie.

Au-dessus du côlon transverse se présente une tumeur assez volumineuse, arrondie, immobilisée, rétro-péritonéale. En enlevant l'estomac, le foie et le rein droit, on ouvre une énorme collection remplie de pus sanieux, le psoas iliaque a presque entièrement été détruit. L'uretère droit est énorme ; sa muqueuse est épaissie, il est rempli de débris caséeux. Rein droit, atmosphère graisseuse transformée en une masse caséeuse à odeur infecte, la fistule lombaire y conduit. Bassinet plein de pus.

Le rein caséeux communique directement avec la collection du psoas. Ganglions inguinaux et rétro-péritonéaux caséeux. Intestin, dégénérescence amyloïde, pas d'ulcérations tuberculeuses. Rein gauche légèrement hypertrophié; dégénérescence adipeuse et amyloïde. Uretère et bassinet gauches sains. Rate amyloïde, foie congestionné et amyloïde.

Poumon droit. Pneumonie caséeuse limitée au lobe supérieur ; broncho-pneumonie dans le lobe inférieur.

OBS. 20. — *Mort.* TUFFIER. (Inédite, obs. de nos collègues DELAGENIÈRE et CHEVALIER.) — G. A..., ébéniste, âgé de 48 ans, entre le 26 sept. 1887 au n° 16 de la salle Velpeau. Pas d'autres antécédents héréditaires ou personnels qu'une blennorrhagie à 20 ans ; il y a 6 ans, il a, pour la 1re fois, dans une seule journée, deux crises rénales, prises pour des coliques néphrétiques. Nouvelle crise plus violente 1 an après, jamais de calcul, ni de sang. Depuis, plusieurs crises, dont la dernière date de 3 ans. 6 mois après, il commence à éprouver des douleurs rénales à peu près continues, et la miction devient douloureuse, bientôt fièvre, amaigrissement, pertes des forces ; le malade passe successivement dans plusieurs hôpitaux.

A son entrée : urines troubles ; miction toutes les 2 heures légèrement douloureuse. Vessie sensible à la distention. Rein droit gros, avec ballottement très net. État général mauvais ; troubles digestifs, lésions pulmonaires, surtout à gauche. Fièvre, en général 39°, le soir. Après ponction exploratrice M. Tuffier pratique, le 19 octobre 1889, la *néphrotomie.*

Petite collection en avant et à la partie inférieure du rein. Celui-ci est incisé sans qu'on puisse tomber sur une collection intra-rénale, même après plusieurs ponctions exploratrices. Réunion du rein et des plans musculo-aponévrotiques en laissant une mèche de gaze iodoformée dans le foyer périnéphrétique.

Pas de suites opératoires. Le 12 novembre, la réunion était complète, état général meilleur.

Mais en décembre, l'état général s'aggrave à nouveau, le rein augmente de volume, œdème des membres inférieurs. En février 1890, ascite ; anorexie complète, cachexie. Mort en mars 1890.

Autopsie. — Tuberculose des 2 poumons. 8 litres de sérosité trouble dans le péritoine qui est couvert de granulations tuberculeuses. Du côté du rein droit, très augmenté de volume, périnéphrite considérable sans collection ; dans le rein, complètement cicatrisé, caverne avec pus mal lié. Rein gauche sans lésions tuberculeuses. Péri-urétérite adhésive du côté droit. Vessie petite, à parois épaissies ; sans ulcérations, ni granulations apparentes

Obs. 21. — *Amélioration.* (Personnelle. Inédite.) — Berthe J..., couturière, âgée de 17 ans, entre une première fois à Necker, le 28 avril 1890. Aucun antécédent héréditaire.

Dans sa jeunesse, ganglions sans suppuration et scarlatine sans complications, pas de grossesse, pas de blennorrhagie. En 1888, elle fait une chute de la hauteur d'un étage sur le côté droit, sans éprouver d'autres ennuis que ceux d'une forte contusion, pas d'hématurie. En juin 1888, elle éprouve dans le vagin, à la fin de chaque miction, une sensation désagréable qui la forçait à se gratter et, en septembre, premiers symptômes vésicaux, miction plus fréquente, un peu douloureuse, parfois avec un peu de sang.

On lui fait suivre un traitement médical sans résultat, puis on lui fait quelques lavages de la vessie. Au commencement de 1889, incontinence nocturne, pour laquelle on l'électrise, et qui dure encore aujourd'hui.

En mai 1889, urines franchement purulentes, souvent le soir, frissons et fièvre : l'état général se prend. Les douleurs rénales n'apparaissent qu'en février 1890.

Élancements très aigus revenant tous les 8 ou 10 jours, qui durent 2 ou 3 jours, sans irradiations, non influencés par la marche, ni le repos; par contre, à ce moment, la malade urine moins, a des urines plus claires et plus de fièvre. En dehors de ces crises aucune sensibilité lombaire.

A son entrée, amaigrissement, fièvre le soir, pas d'appétit, ne tousse pas, rien aux poumons. Elle urine le jour toute les trente minutes environ avec douleur, miction impérieuse.

La nuit, incontinence, urines parfois teintées de sang, toujours purulentes avec dépôt abondant surtout en dehors des crises rénales.

On sent la pointe du rein gauche, par le ballottement rénal, sans provoquer la moindre douleur. Le rein droit descend jusqu'à 1 travers de doigt au-dessus de l'ombilic, et est douloureux. Pas de fluctuation. Ballottement et contact lombaire très nets. Uretère droit sensible au toucher. Vessie très sensible à la palpation et au contact de la boule, ne peut contenir plus de 20 gr. de liquide. Les crises rénales sont de plus en plus violentes, l'état géneral s'aggrave; ces raisons font intervenir.

Opération, 12 mai 1890. — M. le professeur Guyon fait une néphrotomie lombaire; périnéphrite adhésive moyenne. Évacuation de 150 gr. de pus caséeux provenant de 2 poches cloisonnées, on arrive dans le bassinet. Fixation du rein à la plaie selon le procédé ordinaire et drainage.

A la suite de cette intervention, amélioration considérable de l'état général et local; plus de fièvre, moins de pus dans les urines; miction moins fréquente et beaucoup moins douloureuse, les crises rénales disparaissent; la malade sort le 22 septembre 1890, avec une fistule donnant toujours beaucoup de pus et pour laquelle elle revient se faire panser tous les deux jours. L'uretère droit n'est plus douloureux et se sent beaucoup plus souple par le toucher vaginal.

Nous voyons la malade pendant l'année 1891. La fistule donne toujours, on doit la drainer pour l'empêcher de se fermer.

Pansements réguliers avec lavages au sublimé et attouchement du rein à la teinture d'iode, sans douleur. On ne sent plus de grosse cavité; le rein fixé à a paroi lombaire n'est pas douloureux.

Vers le mois d'août, l'état général qui restait excellent redevient moins bon, fièvre le soir, moins d'appétit, amaigrissement; légères douleurs lancinantes dans le rein avec irradiations vers la cuisse.

En septembre, l'état s'aggrave encore; la marche devient pénible : douleurs et raideur dans la cuisse droite. Elle rentre dans le service le 1er octobre 1891 : depuis quelques jours le membre inférieur droit est dans une impotence fonctionnelle complète avec œdème considérable et en position vicieuse fixe : flexion, rotation externe et abduction. Toute tentative pour allonger le membre provoque des douleurs atroces, qui empêchent la correction. Dans ces essais on remarque que l'on fait sourdre du pus par la fistule lombaire. De ce côté rien de particulier. Les urines sont toujours purulentes : miction toutes les heures.

Le 10 octobre. Sous chloroforme, on reconnaît l'existence d'une énorme collection dans les fosses iliaque et lombaire droites. La fluctuation descend jusqu'à 2 travers de doigt au-dessus de l'arcade crurale; immédiatement au-dessus de l'arcade, la fosse semble libre et le toucher vaginal ne révèle rien dans le cul-de-sac. Le doigt introduit dans le rein par la fistule tombe dans une assez vaste cavité, très irrégulière avec cloisons, et qui se vide bien. On reconnaît une collection rétro-péritonéale, passant en avant du rein et communiquant sous son extrémité inférieure avec un abcès du psoas : cette vaste poche périrénale se vide mal par l'intermédiaire d'un petit décollement du rein d'avec la paroi lombaire.

A 2 travers de doigt au-dessus de l'arcade crurale, incision de 6 centim. environ parallèle à l'arcade, on trouve environ un demi-litre de pus sanguinolent, mêlé de débris caséeux, à odeur infecte. Avec un trocart de Chassaignac, enfoncé par cette ouverture jusqu'en arrière du rein, et ressortant par la fistule lombaire élargie, on fait passer un énorme drain; lavages abondants au sublimé. La racine de la cuisse reste œdématiée : en la prenant on fait sourdre un peu de pus par la plaie inguinale. A la suite de ce drainage les douleurs diminuent un peu, et la température s'abaisse.

Le 21 octobre, on doit intervenir encore : le décollement inférieur, à la face antérieure de la cuisse se vide mal ; on sent la fluctuation très près du paquet vasculaire. Une incision est faite en dehors des vaisseaux, et par elle un trocart de Chassaignac fait passer un drain de la cuisse à l'ouverture inguinale.

Depuis, amélioration très sensible. Les drains restent toujours et donnent beaucoup de pus : pas de douleur, pas de fièvre, état général meilleur. Miction toutes les 20 minutes le jour, sans douleurs, urines modérément purulentes.

Incontinence nocturne. Vessie beaucoup moins sensible. Depuis quelques semaines (juin 1892) on sent le rein gauche qui est gros et donne, de temps en temps, lieu à des rétentions avec fièvre et douleurs ; c'est de ce côté gauche que la malade souffre le plus actuellement.

Obs. 22. — *Guérison avec fistule.* (Personnelle, inédite.) — M..., 40 ans, entre le 17 novembre 1890, au n° 17 de la Maison de santé des Sœurs de la rue Oudinot. Elle avait 3 ans quand son père est mort tuberculeux. Elle est fille unique : sa mère est bien portante. A 10 ans, scarlatine, sans complications

A partir de 12 ans elle est toujours chétive sans être positivement malade ; à l'âge de 15 ans, sa faiblesse augmente, on doit la retirer de pension, et elle reprend alors un peu. Règles abondantes, toutes les trois semaines, en général très douloureuses. Mariée à 19 ans, elle n'a jamais eu de grossesse. Ne semble pas avoir eu d'infection gonorrhéique.

Depuis 4 ans elle est malade : d'abord crises gastralgiques, inappétence, vomissements, toux, sans qu'on trouve de lésions pulmonaires. Elle reste ainsi pendant un an soignée en province pour une gastrite. Depuis 3 ans environ, ces phénomènes gastriques ont fait place à des symptômes vésicaux ; pendant un an on la soigne sans succès pour une cystite ; il y a deux ans elle vient consulter M. le professeur Guyon. A cette date la miction est impérieuse, douloureuse et fréquente, 15 à 20 fois de jour, autant la nuit. Depuis 1 an purulence ; jamais d'hématuries. M. Guyon ordonne des instillations qui amendent les douleurs et diminuent un peu la fréquence ; mais elles sont faites d'une façon très irrégulière. L'état général restait bon. 6 mois après sa consultation à Paris, pour la première fois, douleurs rénales gauches ; depuis elles persistent, sous forme de crises très aiguës, arrachant des cris à la malade, revenant de 3 à 5 fois par jour, durant chaque fois de quelques secondes à quelques minutes : elles reviennent sans cause appréciable, la nuit comme le jour.

Les douleurs s'irradient le long de l'uretère vers le pubis. En dehors de ces accès, douleur sourde dans la fosse lombaire ; elle n'a jamais gardé le lit, ne souffrant pas davantage en voiture ou à la marche ; en septembre 1890 elle a encore pu aller au Tréport.

Depuis qu'elle souffre du rein, ses douleurs vésicales sont passées au second plan ; elle n'urine plus que toutes les 2 heures, mais les urines sont beaucoup plus purulentes : au moment de l'opération le dépôt purulent forme un tiers de la quantité d'urine. La malade a observé que le pus était plus abondant le lendemain des jours où elle avait eu les crises rénales les plus violentes. Jamais elle n'a souffert du rein droit. En décembre 1890, la quantité d'urine n'est guère par jour que de 600 gr.

Depuis août 1890, les symptômes gastriques ont réapparu : elle revient brusquement du Tréport en septembre, ennuyée de ses nausées à table d'hôte. État général altéré. A son entrée elle n'urine que toutes les 2 heures et presque sans douleur. Les crises rénales sont plus fortes que jamais. État général très grave ; amaigrissement, faiblesse absolue, pas d'appétit, vomissements, fièvre le soir, avec quelques sueurs nocturnes. Examen vésical négatif : on ne sent pas les uretères, ni le rein droit. Au contraire le rein gauche sensible déborde le rebord costal de 3 bons travers de doigt. Urines purulentes avec bacilles.

Opération. 8 décembre 1890. — Technique ordinaire. Périnéphrite adhésive modérée : le rein est gros, vasculaire, on ne sent pas de fluctuation. Ponction, agrandie avec le bistouri : on tombe dans une vaste caverne largement ouverte dans le bassinet, présentant seulement quelques cloisons peu prononcées. Il s'écoule une grande quantité de pus. Lavages. Drainage.

Suites très simples ; la température tombe, les crises rénales cessent de suite, l'urine devient moins purulente et s'élève vite de 600 à 1500 grammes. L'appétit revient. Le 28 décembre elle commence à se lever. Nous voyons la malade en mars, au moment de sa sortie : elle a engraissé, ne souffre plus ; miction sans douleur, non fréquente. Urines presque claires : il reste très peu de pus. On ne trouve plus de bacilles. Quantité 1600 à 1700 gr. La fistule est réduite à un simple trajet que l'on touche jusqu'à présent à la teinture d'iode, sans provoquer la moindre douleur. En décembre 1891, nous revoyons la malade en santé parfaite : embonpoint, aucune douleur rénale, ni vésicale ; plus de troubles gastriques. On sent le rein fixé à la paroi lombaire, peu volumineux, non douloureux ; le drain enfonce à 5 cent. seulement ; on ne voit plus qu'un trajet rénal, pas de cavité. La malade, très satisfaite, n'a que l'inconvénient de porter un bandage qui est taché de très peu de pus et d'urine. L'urine reste à peine louche, sans bacilles ; miction toutes les 2 ou 3 heures sans douleur appréciable.

Obs. 23. — *Cystite. Urétérite. Mort.* (Personnelle, inédite.) — Lef..., entre à 22 ans, le 19 novembre 1890, dans la salle Laugier : sans antécédents tuberculeux, mal réglée depuis l'âge de 14 ans, elle souffre depuis 1 an dans le ventre bas ; mictions douloureuses et fréquentes : depuis 3 mois urines troubles parfois un peu sanglantes à la fin de la miction ; quelques douleurs rénales du côté gauche. A son entrée elle urine 7 à 8 fois jour et nuit : vessie sensible au contact et à la distension à partir de 70 grammes. La présence de l'hymen empêche le toucher vaginal.

Les deux reins, surtout le gauche sont sensibles à la pression ; ils sont un peu augmentés de volume et mobilisés.

État général assez bon. Poumons sains.

Urines : 1350 gr. par 24 heures, pâles, troubles avec abondant dépôt de pus. Leucocytes nombreux, quelques hématies et des cellules épithéliales. Pas de cylindres rénaux : nombreux bacilles de Koch. Urée 16 gr. 91 par litre. Légèrement acides. Instillations sublimé 1/5000. Du 11 décembre au 7 janvier, M. le professeur Guyon fait pratiquer 5 injections de lymphe de Koch (1).

Aucune amélioration à la suite de ce traitement ; la miction devient même plus fréquente et plus douloureuse et, le 15 janvier, M. Rigal qui, à l'auscultation, n'avait rien trouvé à l'entrée, constate de l'obscurité du murmure vésiculaire au sommet droit.

Au début de février, l'état général devient plus mauvais : vomissements, inappétence, faiblesse extrême, pas de sommeil. T. 38° environ. La miction restant toujours aussi fréquente et douloureuse, M. le professeur Guyon pratique, le 18 février, un premier curettage vésical avec la curette de Wolkmann introduite par l'urèthre : à la suite abondant lavage à la glycérine créosotée (1/100).

Pas de suites, mais peu d'amélioration.

Les urines restent modérément sanglantes pendant 4 ou 5 jours. Au bout d'une dizaine de jours la fréquence diminue un peu.

1er mars : température s'élève le soir, douleurs lombaires plus vives du côté droit.

Le 5. Rein droit très sensible à la pression, va jusqu'au niveau de l'ombilic en bas, jusqu'à la ligne blanche en dedans. Ballottement très net. Trajet de l'uretère sensible.

A partir de ce moment l'état général s'aggrave, la température du soir atteint presque toujours 39°, la malade vomit tout ce qu'elle prend ; elle maigrit, souffre plus de son rein que de sa vessie. A plusieurs reprises on peut constater des variations de 2 travers de doigt dans le volume du rein : l'augmentation de volume correspond toujours à une température plus élevée, à des vomissements continus, à des douleurs très vives, irradiées le long de l'uretère jusqu'à la cuisse, avec diminution de la quantité de pus dans l'urine : quand au contraire le volume du rein diminue, le pus augmente et la malade se sent mieux : la température n'atteint jamais la normale le soir. On attend une amélioration dans l'état général pour pouvoir intervenir.

Le 28. Depuis 4 ou 5 jours T. ne dépasse plus 38°. Miction toutes les heures environ parfois même, moins fréquentes, avec une douleur très supportable et de courte durée ; par contre douleur continue dans la région lombaire droite, avec par moments des élancements très violents qui s'irradient en bas le long de l'uretère. Rein très sensible à la pression ; la palpation de la fosse lombaire en arrière est plus douloureuse que celle de la paroi abdominale en avant.

(1) GUYON et ALBARRAN. In *Annales des maladies des organes génito-urinaires*, fév. 1891.

Le ballottement est très net ; le rein dépasse un peu la ligne blanche à gauche ; il arrive en bas à l'ombilic. La quantité d'urine diminue beaucoup ; guère plus que 800 gr. par 24 heures avec un dépôt purulent de 200 à 250 gr. On ne sent pas la pointe du rein gauche.

Opération, le 28 mars 1891.— Technique ordinaire. La cavité rénale semble assez régulière et pas très vaste ; elle a donné environ 60 gr. de liquide. On ne sent pas d'autre foyer. Lavages au sublimé 1/5000. Un gros drain n'entrant que peu profondément dans le rein, et n'arrêtant pas une légère hémorrhagie, est remplacé par une mèche de gaz iodoformée enfoncée dans la caverne rénale. On cherche à suturer les lèvres de l'incision rénale aux couches superficielles de la plaie ; mais les piqûres donnant chacune une hémorrhagie, on y renonce ; d'ailleurs le rein très adhérent à sa capsule épaissie, résistante et déjà fixée elle-même, n'aucune tendance à s'écarter.

Pansement : gaze salolée. L'opération a fait perdre très peu de sang à la malade malgré la grande vascularisation de tous les tissus, et le chloroforme a été donné avec grande prudence ; le pouls est très faible ; mais la respiration est restée très régulière.

Suites. — Longue à se réveiller : pouls petit ; injections d'éther et champagne glacé. Vomissements dans la journée. On doit sonder la malade : urine presque claire. T. s., 37°,6.

Le lendemain elle continue à vomir : facies fatigué, elle n'a pas dormi ; le pouls reste petit : 112. Pansement sali : sérosité et urine, pas de sang. La gaze du rein retirée il s'écoule un peu de sang noirâtre, puis environ 50 gr. de pus plus épais que celui de la veille. Lavage de la cavité rénale dans laquelle on introduit un drain aussi gros que possible : pas d'hémorrhagie. Pansement, gaze iodoformée. 500 gr. d'urine depuis la veille. T. m., 36°,6. T. s., 37°,5.

La malade s'affaiblit pendant la journée du 29 et la nuit suivante : elle ne se plaint pas. Dans la nuit, délire tranquille. Mort le 30 mars à 8 heures du matin. A 7 heures elle avait 36°,4.

AUTOPSIE. — Pas de tuberculose en dehors de l'appareil urinaire. Poumons sains. Foie gras, très gros. Vessie très petite, rétractée, à parois modérément épaisses. Surface interne : rouge violacé, tomenteuse, avec aspect de cystite chronique ancienne sans lésions tuberculeuses à l'œil nu.

Rein et uretère gauches, sains. Substance du rein pâle, anémiée. Uretère droit : volumineux, du volume du petit doigt, adhérent dans toute son étendue ; incisé, il présente un très petit calibre, non dilatable, admettant à peine un fin stylet. Sa surface interne est blanchâtre, à aspect caséeux : ses parois sont très épaisses. Rein droit, énorme. L'incision de néphrotomie, placée sur le bord convexe, est très petite : elle admet à peine l'extrémité du doigt, et ouvre sur le cadavre très étroitement la cavité du bassinet. Dans la partie supérieure du rein plusieurs gros foyers non évacués. La veine cave et la deuxième portion du duodénum sont adhérentes au bord interne du rein. Les foyers purulents rénaux ont une surface interne tomenteuse, irrégulière, d'aspect tuberculeux. Ils sont situés dans les calices, s'ouvrent dans le bassinet; il n'y en n'a pas d'isolés dans le parenchyme. On n'a pas retrouvé de bacilles dans le pus évacué au moment de l'opération. (Pièce 295 du Musée.)

Obs. 24.— *Amélioration puis tuberculose du second rein. Mort.* (Personnelle, inédite.) — P..., Ernest, 22 ans, entre le 23 février 1891, au n° 18 de la salle Velpeau. Parents bien portants; une sœur plus jeune que lui en bonne santé; employé de commerce, il n'a jamais connu la misère. A 16 ans, blennorrhagie légère qui guérit en 1 mois. A 17 ans, douleurs lombaires assez vives; il doit garder le lit pendant 2 mois : on le soigne pour un rhumatisme. Il ne souffrait pas en urinant. A 18 ans, 2e blennorrhagie légère encore, sans cystite, ni hématurie. En novembre 1888, il se réveille une nuit ayant uriné au lit; à partir de ce moment il urine toutes les 2 heures au plus : ses urines restent encore claires; mais de temps en temps il a un filet de sang dans les dernières gouttes d'urines; il ne souffre pas.

En janvier 1889 il vient consulter : il urine de plus en plus souvent, toujours sans douleur; ses urines sont claires, mais presque toujours un peu de sang à la fin de la miction ; on lui fait pendant un mois des instillations qui diminuent la fréquence des mictions ; à ce moment le malade est très affecté de son état et commence à se mal nourrir.

Au commencement de novembre il part au régiment; depuis quelques jours ses urines étaient devenues légèrement troubles, il urinait toutes les deux heures 1/2 et avait depuis quelques semaines de légères douleurs lombaires et iliaques, surtout du côté gauche et après fatigues. Au bout de 15 jours qu'il est soldat il entre à l'hôpital, y reste 2 mois, au régime lacté, urinant toutes les 15 à 30 minutes : urines plus purulentes.

Le 12 janvier 1891 on le réforme et le 17 il vient à la consultation de Necker. On trouve dans ses urines du pus, très peu de sang; pas de bacilles : on le remet aux instillations, il s'améliore un peu, urinant moins souvent.

A son entrée, pas d'appétit, très affecté de son état : il a maigri de 8 kilogr. depuis 1 ans; il urine toutes les 45 minutes sans douleur, il ne souffre pas des reins.

Urèthre libre. Vessie peu sensible au contact et à la pression, ne peut tolérer plus de 40 gr. de liquide. Rien à l'appareil génital : peut-être le lobe gauche de sa prostate est-il un peu plus gros à la base que le droit?

Rein gauche, abaissé et gros. Dans le triangle lombaire on a à peine la sensation rénale : on le trouve plus bas, descendant jusque dans le flanc, s'étendant à 2 centim. à gauche de la ligne blanche; il mesure 12 centim. de large sur 15 à 18 de long : ses dimensions ne peuvent être prises que par le ballottement qui est très net et non par la percussion, qui indique simplement la sonorité intestinale en avant de la tumeur. L'uretère gauche n'est ni douloureux ni senti à la palpation. Le rein droit légèrement augmenté de volume. Traitement : toniques, suppositoires iodoformés. Bains salés.

Examen des urines. Dépôt purulent abondant, sans grumeaux, avec un très petit caillot. Bactéries et microcoques nombreux, d'espèces diverses. Bacilles tuberculeux certains.

L'état local reste sensiblement le même jusqu'au 11 mars, jour de l'*opération*, l'état général ne s'améliore guère non plus; la température qui dépassait cependant 38° le soir pendant les premiers jours reste en général au-dessous maintenant. La tumeur rénale a peut-être diminué de 2 centim. dans le sens transversal depuis l'entrée ; le malade n'a pas souffert des reins. Il consent à une néphrotomie, mais pas à l'ablation de son rein.

Technique habituelle : périnéphrite adhésive moyenne. On ne sent pas de fluctuation dans le rein dont la surface est lisse : la 1re ponction donne issue à un pus verdâtre et crémeux. Le doigt pénètre dans une vaste cavité très irrégulière, sillonnée de cloisons en général peu épaisses que le doigt peut déchirer ; une dernière plus résistante est sectionnée entre 2 pinces. A nouveau, du pus s'écoule après l'excision de ces cloisons, on en évacue en tout environ 200 gr. Le rein renferme une grande caverne qui présente 3 diverticules largement ouverts dans la caverne qui elle-même communique avec le bassinet.

Suites. — Très régulières, pas de fièvre, ne souffre pas. L'urine est de suite presque claire. Rapidement on commence, tous les 2 jours, à toucher sans douleur la fistule et le rein, avec un tampon imprégné de teinture d'iode, et l'on fait dans la vessie des instillations de sublimé de 1/5000 à 1/3000.

Le malade sort le 26 avril : l'état général est excellent ; la fistule sécrète peu. Le rein reste gros ; dans le décubitus latéral, il déborde le rebord costal de 3 travers de doigt. Il revient se faire panser tous les 2 ou 3 jours ; de temps en temps décharge purulente.

1er octobre 1891. Le rein grossit, la fistule suppure toujours ; de plus, douleurs rénales, un peu de fièvre le soir, et état général moins bon.

Le malade rentre à Necker le 10 octobre. Il refuse toujours la néphrectomie. On incise la fistule jusqu'au rein, dans la partie inférieure duquel on ouvre deux nouvelles cavernes. La température tombe, les douleurs cessent et le malade sort le 27 octobre.

Nous continuons à voir le malade qui vient se faire panser ; vers la fin de 1891 les douleurs vésicales augmentent et l'état général s'affaiblit. L'urine est plus purulente. Bientôt on sent le rein droit grossir et le malade cesse de venir. Nous avons appris sa mort en mai 1892 ; cachexie, urine de moins en moins abondante et anurie dans les derniers jours.

Obs. 25. — *Amélioration.* (Inédite, rédigée d'après les notes du Dr Chartier.) — M. X..., 32 ans, employé dans un ministère, n'a pas d'antécédents héréditaires. Au début de janvier 1890, il commence à éprouver un peu de cuisson à la fin de la miction et à présenter de légères hématuries revenant de temps en temps sans cause appréciable ; le sang est tantôt mêlé à l'urine et tantôt rendu sous forme de petits caillots allongés. En même temps un peu de fréquence de la miction, surtout la nuit. Bientôt purulence de plus en plus prononcée des urines. Jusqu'en octobre 1890, il ne s'inquiète pas de ces symptômes et ne suit aucun traitement. Sa santé générale commençant à s'altérer, il se décide à consulter M. le professeur Guyon (20 octobre), qui pose le diagnostic de tuberculose. L'examen des urines (Noël Hallé) indique un abondant dépôt purulent ; de nombreux globules de pus, pas d'éléments épithéliaux ; l'urine est acide. Bactéries diverses en grand nombre, diplocoques, coques, bacilles de Koch en abondance. Traitement médical (iodoforme à l'intérieur, bains salés, huile de foie de morue).

Le 28 novembre 1890, congestion pulmonaire intense, avec prédominance à gauche, dyspnée, frissons, point de côté. T. = 40°. Elle se localise à gauche pendant 3 semaines avec fièvre le soir (de 39° à 39°,5). Examen négatif des crachats au point de vue bacillaire.

Pendant ce temps, la purulence de l'urine augmentait avec fréquence plus grande de la miction (toutes les 1/2 heures, la nuit). La douleur, jadis localisée au col vésical, s'irradie le long du trajet de l'uretère gauche ; souvent aussi douleur périnéale avec ténesme anal. La région lombaire gauche devient sensible à la pression.

Le 4 janvier 1891, N. Hallé voit le malade et trouve une augmentation notable du volume du rein gauche. Rien à droite. Pression de l'uretère gauche douloureuse. Rien à la prostate, aux vésicules ni aux épididymes. Régime tonique : pointes de feu sur la région lombaire.

Jusqu'au commencement de mai, légère amélioration, au point de vue général et de la douleur ; mais le rein gauche grossit, le malade part à la campagne en mai. En juin, les douleurs lombaires augmentent et nécessitent le repos au lit.

Hallé, le 10 juin, constate un gros rein gauche ; de même M. le professeur Guyon, le 11 ; l'état exige une intervention hâtive qui est pratiquée le 15 juin 1891 par M. Guyon, dans la maison des frères St-Jean-de-Dieu.

Opération, sous chloroforme; avant l'opération, on constate que la palpation du rein donne des signes un peu différents de ceux fournis les jours précédents : le ballottement est moins net, la région lombaire est empâtée, profondément fluctuante, pas d'œdème : il y a manifestement abcès périnéphrétique. M. Guyon est aidé par notre ami Hallé et par nous. M. le Dr Chartier a bien voulu se charger du chloroforme. Incision ordinaire. Abcès périnéphrétique à pus verdâtre, bien lié, très fétide : environ 200 gr. Le doigt pénètre alors dans une vaste poche périnéphrétique qui se continue en haut presque sous les côtes et arrive en bas à 2 centim. au-dessus de la crète iliaque. La poche est irrégulière ; ses parois sont rougeâtres, mal formées. Le rein refoulé en avant, présente sur sa face postérieure, près du bord convexe, un petit orifice par lequel la sonde pénètre dans le rein à une profondeur de 4 centim. environ ; le rein est sectionné au bistouri à ce niveau ; on tombe dans une caverne rénale déjà vidée, du volume d'une grosse noix, tapissée d'une membrane tomenteuse, irrégulière, à aspect franchement tuberculeux ; le rein ne semble pas gros. On ne sent pas de fluctuation, ni de diverticule de la poche rénale. Lavage soigné et abondant (sublimé 1/3000) du rein. La poche périnéphrétique est touchée à la solution phéniquée à 1/20, puis frottée avec un tampon de gaze iodoformé. Un drain dans le rein ; un second dans la poche périrénale qui est ensuite bourrée de gaze. Pansement à la gaze iodoformée. L'opéré n'a pas perdu de sang ; il a cependant le pouls très faible et on a dû cesser, vu sa faiblesse, de donner du chloroforme jusqu'à la fin.

Suites. — Amélioration très rapide de l'état général ; chute de la température. En 8 jours les urines sont claires et plus abondantes ; la miction reste fréquente, mais bien moins douloureuse. Le 6 juillet, hématurie légère.

20 juillet. État général excellent, le malade se lève.

Le 12 août, il partait à la campagne, conservant ses deux drains; la plaie est fermée au delà et sécrète très peu.

En octobre, l'amélioration persiste; il ne reste qu'une fistule avec un petit drain. Le malade a repris des forces; mais ses mictions peu douloureuses restent toujours fréquentes. L'amélioration se maintient en mai 1892.

Obs. 26. — *Mort.* (Personnelle, inédite.) — P. B..., 20 ans, entrée à Necker le 23 juin 1891. Pas d'antécédents héréditaires. Bronchite de 8 mois il y a trois ans, bien guérie depuis 2 ans. Bien réglée depuis l'âge de 16 ans; plus du tout depuis 6 mois; jamais de grossesse. Il y a 16 mois, sans raison, fréquence et douleur de la miction. Pas d'hématurie; bientôt urines purulentes. Depuis quelques jours la fréquence seule a à peu près disparu. Depuis 8 jours douleurs très vives dans la région lombaire gauche, et hématurie.

Amaigrissement, rien aux poumons. Ganglions multiples des régions sous-maxillaires, sterno-mastoïdienne et des aisselles. Côté gauche de la vessie douloureux spontanément et surtout à la palpation et au toucher vaginal. Non sensible à la distention. Rein gauche descend à 2 travers de doigt sous l'ombilic; ballottement rénal très net; rein douloureux. Le droit à peine augmenté de volume n'est nullement douloureux. Mictions: que 5 à 6 fois par jour et 2 fois la nuit, actuellement.

Dans les urines, pus abondant et sang avec quelques rares bacilles. Température vespérale; souvent de grandes oscillations. Le rein gauche grossit et l'état général s'aggrave. Douleurs rénales gauches irradiées très vives.

Ouverture du rein le 6 juin. Technique habituelle; périnéphrite moyenne. Pus épais, gluant, avec débris caséeux; 200 gr. au moins s'écoulent du rein dans lequel on ouvre 5 ou 6 cavernes. La cavité reste malgré tout très irrégulière. Lavages. Drainage.

Suites opératoires très satisfaisantes; la température tombe, les douleurs disparaissent et l'urine est moins purulente. Au bout de quelques jours la malade exige son exeat. Nous avons appris depuis qu'elle était morte chez elle 3 mois environ après l'intervention.

Obs. 27. — *Guérison avec fistule.* (Personnelle. Inédite.) — Anna L..., couturière, 39 ans, entre le 11 août 1891 au n° 4 de la salle Laugier. Elle a une sœur poitrinaire : elle-même à 14 ans a eu une suppuration du sternum qui a nécessité une intervention et a mis 3 ans à guérir; vers la même époque elle a eu des maux d'yeux. Assez mal réglée depuis l'âge de 14 ans, elle n'a jamais eu de grossesse. C'est en juillet 1888 qu'elle souffre pour la première fois de son rein : des douleurs lancinantes partent du flanc droit, s'irradiant en bas vers la région iliaque; ces crises se renouvellent à des époques éloignées d'abord, puis de plus en plus rapprochées : elles finissent par devenir presque journalières. Elles ne sont pas rappelées par des causes déterminées; jamais d'émission de graviers, ni d'hématuries. En janvier 1889 elle entre dans le service de M. Pozzi où M. Picqué lui pratique une double ovaro-salpingectomie pour des lésions assez mal déterminées; on ne semble pas s'être préoccupé de l'état de son rein à cette époque. Elle séjourne plusieurs mois à Lourcine-Pascal, continuant à souffrir.

Il y a 3 mois, douleur (à la fin) et fréquence de la miction apparaissent en même temps qu'elle se met à se plaindre de douleurs au niveau du rein; ces douleurs n'ont fait depuis qu'aller en augmentant, depuis trois semaines elles sont presque continues. Amaigrissement, sueurs et fièvre le soir; ne tousse et ne crache pas.

A son entrée, cachexie, faiblesse, pas d'appétit; elle souffre continuellement et des reins et en urinant. Miction toutes les 5 minutes environ aussi bien le jour que la nuit; urines très purulentes, la malade ne peut préciser le début exact de cette purulence qui semble remonter à 3 mois environ.

Au toucher : Utérus mobile; l'uretère droit très sensible à la pression : la pression de la face postérieure de la vessie ne provoque qu'une douleur modérée. Par contre la vessie est très sensible au contact de l'explorateur à boule, et elle ne peut pas tolérer plus de 70 gr. de liquide.

Le rein droit est gros et douloureux : on le sent par le ballottement dans le décubitus latéral comme dans le décubitus dorsal. On ne sent pas le rein gauche. Expiration prolongée et soufflante au sommet droit.

Urines très purulentes, acides, pas de sang; micro-organismes variés; pas de bacilles au microscope. Une inoculation d'une seringue de Koch de dépôt dans le péritoine d'un cobaye a ultérieurement donné un résultat positif.

L'état de la malade va plutôt en s'aggravant pendant les jours qui suivent son admission : fréquents accès fébriles le soir (jusqu'à 38°,5) ; douleurs très vives; le rein augmente progressivement de volume et devient de plus en plus douloureux sans jamais présenter de variation notable de volume. Il atteint le niveau de l'ombilic.

Opération, 21 août 1891. — Espace entre le rebord costal et l'os iliaque assez court : incision ordinaire. Atmosphère graisseuse du rein épaisse. Rein non bosselé, on ne sent pas de fluctuation; à la 2e ponction sur le bord convexe environ 100 gr. de pus s'écoulent : l'incision est faite vers le bas du rein dont elle atteint presque l'extrémité inférieure, ouvrant une vaste caverne. Le doigt pénètre jusque dans le bassinet, reconnait que la caverne ouverte est située en bas du rein et que sa paroi supérieure irrégulière mène dans deux autres poches séparées de la première par des cloisons incomplètes, mais assez épaisses, que M. Guyon n'osant pas couper, lie avec un fil de caoutchouc; l'incision du rein est alors prolongée en haut sur une longueur de 1 centim. 1/2 pour ouvrir plus largement une des deux poches secondaires. Cette caverne est séparée de la surface externe du rein par une couche de tissu dur, épaisse de 15 millim. environ, pas de sang. La longueur de l'incision rénale a alors 5 centim. environ, elle mène sur une vaste poche irrégulière encore, mais qui semble devoir être presque lisse quand les ligatures élastiques auront détruit les cloisons. On arrive au bassinet. Lavages abondants (sublimé 1/3000). Gros drain dans le bassinet : gaze iodoformée ; pas de sang.

Suites. — Nulles : chute de la température. Les douleurs rénales disparaissent presque complètement; l'urine est abondante, moins purulente. Cicatrisation s'effectue très rapidement; le 8 septembre il ne reste que l'orifice du drain. Les pansements sont faits tous les 2 ou 3 jours; chaque fois on irrigue le rein et retirant un moment le drain on touche la caverne rénale et le bassinet avec un tampon d'ouate imbibé de teinture d'iode ; ces pansements sont absolument indolents.

A la fin d'octobre, l'état général est excellent : la malade a engraissé d'une façon considérable ; elle ne souffre plus, mange avec appétit; ses mictions sont de moins en moins fréquentes, à peine douloureuses; l'urine encore trouble ne forme plus de dépôt. 700 gr. par jour environ. Des injections de liquides colorés dans le bassinet ont à plusieurs reprises démontré la perméabilité de l'uretère. La fistule laisse suinter de l'urine et presque pas de pus.

M. Guyon fait supprimer le drain et pratiquer des injections irritantes, puis introduire un fil de galvano-cautère qui pénètre à une profondeur de 8 bons centimètres. Tout ceci est indolent.

A la fin de novembre la fistule persiste : l'urine en coule toujours. L'état général est excellent; embonpoint énorme ; aucune douleur, miction toutes les 2 heures seulement. Vers mai 1892 quelques douleurs rénales réapparaissent, l'urine redevient un peu plus purulente et l'état général semble moins bon, bien que l'état soit encore satisfaisant.

Obs. 28. — *Amélioration.* (Personnelle, inédite.) — G. B..., 27 ans, entre le 16 septembre 1891, salle Laugier. Parents vivent bien portants; dans sa jeunesse manifestations strumeuses évidentes, anémie prononcée, toujours très mal réglée, elle n'a rien vu depuis 14 mois : vierge. Il y a 3 ans, elle commence à perdre du pus après chaque miction; un médecin lui croit des fleurs blanches et ne la traite pas. Un an après apparaît de la fréquence de la miction (toutes les heures jour et nuit) sans douleur, à part une sensation désagréable de démangeaison à l'entrée du vagin. En même temps l'urine devenait trouble. 6 mois avant son entrée l'état général se prend : amaigrissement considérable, perte des forces et de l'appétit, sueurs nocturnes très abondantes, et enfin dans ces derniers temps miction beaucoup plus fréquente et douloureuse. Jamais de douleur lombaire, ni d'hématurie ; elle ne souffrait jamais des reins ; notre collègue et ami le Dr Vignerot en l'examinant lui trouve un rein très augmenté de volume et nous l'adresse.

Femme très amaigrie, anémiée, sans appétit, avec de la fièvre le soir. Urines très purulentes, en quantité normale, avec bacilles. Miction à peu près toutes les heures jour et nuit, douloureuse. Vessie très sensible au contact et ne pouvant contenir que 60 à 70 gr. de liquide. Rein droit douloureux à la pression, descend jusqu'à l'ombilic : ballottement très net ; pas de fluctuation. Rein gauche légèrement mobile : senti par sa pointe.

Opération, 22 septembre 1891 (Albarran). — Technique de M. le professeur Guyon ; peu ou pas de périnéphrite. On ouvre 3 cavernes qui communiquent entre elles et s'ouvrent dans le bassinet ; des cloisons incomplètes qui séparent ces poches sont déchirées sans hémorrhagie. On évacue 200 gr. de pus caséeux dans lequel on n'a pas trouvé de bacilles, mais dont les inoculations ont été positives. Lavage et drainage.

Suites. — Très simples : la température tombe, l'appétit et un peu d'embonpoint reviennent ; le dépôt de pus est de suite moins abondant et en quelques jours la fréquence et surtout la douleur à la miction diminuent. La fistule lombaire donne une sécrétion purulente assez abondante.

Cette amélioration se maintient actuellement, l'urine est presque claire, mais renferme des bacilles de Koch ; la miction absolument indolente a lieu toutes les heures. La vessie reste toujours très sensible au contact de l'explorateur et ne peut contenir plus de 90 gr. de liquide. Du côté du rein aucune douleur spontanée, la fistule donne beaucoup. La tumeur rénale est très diminuée ; on touche la poche tous les deux jours avec un tampon imbibé de teinture d'iode.

Le rein gauche est très légèrement augmenté de volume, mais non douloureux. De temps en temps le soir légère élévation de la température : 38° à 38°,5. Quantité d'urine, 1350 à 1500 gr.

Obs. 29. — *Tuberculose urinaire. Amélioration.* (Personnelle. Inédite.) — Mme P..., 29 ans, entre le 30 juillet 1891 à la salle Laugier : sans antécédents tuberculeux, elle s'est toujours bien portée jusqu'à il y a 1 an. Jamais de grossesse, ni de blennorrhagie à ce qu'il semble. Depuis 12 mois environ fréquence de plus en plus marquée de la miction. Bientôt purulence des urines et presque en même temps douleur en urinant (sensation de brûlure surtout pénible après la miction). Enfin très près du début de ces accidents un peu de sang dans les dernières gouttes d'urine, cette hématurie d'abord intermittente (tous les 3 ou 4 jours) est quotidienne à son entrée. Depuis quelques jours seulement douleurs assez vives dans la région lombaire gauche ; douleurs spontanées, irradiées vers le bas-ventre.

Femme très amaigrie, sans appétit, souffrant beaucoup, fébrile le soir.

Rien de net du côté de l'utérus et de ses annexes. Seul l'uretère droit est sensible au doigt et douloureux à la pression, sensibilité aussi à la percussion de la face postérieure de la vessie. Vessie sensible au contact de l'explorateur à boule, capacité 210 gr.

Rein droit sensible, légèrement augmenté de volume, on le sent par le ballottement et dans le décubitus latéral. Rein gauche, énorme, son extrémité inférieure déborde de 3 travers de doigt la ligne ombilicale. Ballottement peu net, on a plutôt la sensation du déplacement en masse de toute la tumeur. Cette tumeur est fixée et ne se déplace pas dans les différentes positions qu'on donne à la malade. Urines très purulentes : vaste dépôt (1/3 du volume total de l'urine). Micro-organismes variés, mais pas de bacilles au microscope, une seringue de Koch de pus est injectée dans le péritoine d'un cobaye qui meurt 28 jours après avec de la tuberculose péritonéale généralisée, des granulations dans les poumons, le foie, la rate.

Traitement général : instillations vésicales de sublimé. Au bout de 2 mois, il n'y a aucune amélioration, loin de là. Au début d'octobre, le dépôt purulent est aussi abondant qu'avant, miction douloureuse toutes les heures environ. Le rein gauche a conservé toujours son même volume, le droit est un peu plus gros qu'à l'entrée. L'état général s'est aggravé. Tous les soirs. Fièvre.

Opération, 7 octobre 1891. — Périnéphrite adhésive sans suppuration qui englobe de toutes parts le rein et le fixe solidement aux parties voisines : il est absolument inutile de procéder à des sutures pour le fixer. La capsule propre, très épaissie, ne peut être séparée du rein, un gros trocart est enfoncé à travers elle dans le rein à une profondeur de 4 bons centimètres, à travers des tissus absolument scléreux et donne difficilement issue à du pus verdâtre, très visqueux ; incision rénale de 5 cent. de longueur, sur une profondeur de 3 cent. 1/2, la capsule propre du rein a une épaisseur d'un centimètre au moins.

Peu de sang, issue de 250 gr. de pus environ. Lavages. Le doigt tout entier pénètre dans le bassinet, on peut le sentir par la palpation du ventre presque sous-cutané, on reconnaît la présence de 3 poches anfractueuses dont une se prolonge loin vers la partie supérieure du rein, poches séparées par des cloisons que l'on rompt du mieux qu'on peut ; lavages au sublimé (1/3000), deux gros drains dans le rein.

Pansement iodoformé. L'opération a duré 23 minutes.

Suites. — Faiblesse extrême, injections intra-cellulaires d'eau salée.

Jusqu'au 29 octobre, la température n'a jamais dépassé la normale. Le dépôt purulent de l'urine diminue de suite notablement, suppuration, d'abord très abondante par la plaie, devient également moins considérable. A la fin du mois la malade n'urine plus que 8 ou 10 fois par jour avec très peu de souffrance. On n'a pas trouvé de bacilles de Koch dans le pus du rein.

L'amélioration persiste à la fin de novembre, la malade n'a jamais de température ; elle mange, ne souffre pas, a engraissé beaucoup, et se sent très bien. Elle urine toujours une dizaine de fois seulement par jour. Depuis, sans douleurs lombaires, ni vésicales, la purulence de l'urine augmente à nouveau et l'on peut constater que le rein droit grossit : il arrive maintenant au niveau de l'ombilic. La fistule lombaire sécrète de moins en moins, elle va toujours presque dans le bassinet ; mais on se sent plus serré dans la traversée rénale, quand, presque chaque jour, on y pousse un tampon imbibé de teinture d'iode ou de nitrate d'argent. Ces substances sont très bien tolérées, elles ne provoquent aucune douleur. La malade veut sortir à la fin de 1891.

Depuis les lésions progressent peu à peu du côté droit.

Obs. 30. — *Tuberculose urinaire. Cathétérisme des uretères. Néphrotomie. Amélioration puis généralisation. Mort.* (Personnelle, inédite.) — M..., Lucie, 25 ans, entre le 22 janvier 1891, à la salle Laugier : aucun antécédent héréditaire. Réglée à 15 ans, elle a à 17 ans des douleurs vagues à l'hypogastre et à 19 ans une légère et courte hématurie survient sans cause, en même temps que des douleurs rénales à droite. Il y a 11 mois, fréquence de la miction, qui devient douloureuse : 1 mois après (à la suite d'un voyage pendant lequel elle retient l'envie d'uriner) elle arrive à Paris, où M. Guiard la soulage par des instillations et des suppositoires calmants. Depuis 2 mois, douleurs plus intenses que jamais et miction impérieuse, fréquente (toutes les quelques minutes) surtout la nuit, douleurs même après l'émission de l'urine. Douleurs rénales. Urines troubles. Depuis 3 semaines, fièvre. Ces phénomènes persistent à son entrée : elle urine toutes les 5 minutes, au prix de douleurs qui arrachent des cris.

Vessie très sensible à tous les modes d'exploration : toucher hypogastrique et vaginal, contact de l'explorateur ; distension à 30 gr. Reins sensibles surtout le gauche, un peu augmenté de volume. Uretères douloureux mais pas sentis à la palpation, ni au toucher.

Urines 1750 gr., troubles avec dépôt, leucocytes très abondants ; nombreux globules graisseux ; cellules épithéliales du vagin et de la vessie. Faisceaux de bacilles de Koch.

État général pas trop détérioré : pas de fièvre pour le moment. Rien aux poumons.

Traitement. — Suppositoires iodoformés, pilules créosotées, bains salés. 18 février 1891. Aucune amélioration, curettage vésical. Lavages à la glycérine créosotée 1/100.

24 février. Depuis hier les urines ne sont plus sanglantes. Pas de fièvre depuis l'intervention, miction que toutes les 30 à 40 minutes, beaucoup moins douloureuse et plus de bacilles dans une préparation.

7 mars. Amélioration maintenue, reste 50 minutes sans uriner : des instillations de violet de méthyle à 1/1000 provoquent de très vives douleurs pendant 3 heures et rendent les mictions plus fréquentes. Ce traitement est abandonné.

15 avril. Miction toutes les 40 à 50 minutes ; capacité vésicale, 60 gr.

Un second curettage fait le 24 avril, suivi de lavages de solution au sublimé à 1/1000 ramène encore la miction toutes les 15 minutes environ avec douleur très violente. Puis la fréquence diminue pour reparaître encore avec les douleurs vers la fin de mai ; pas de température, mais l'état général faiblit manifestement ; pas de douleurs lombaires. Les symptômes vésicaux, semblant prédominer, décident M. le professeur Guyon à agir encore le 30 juin 1891 : *taille hypogastrique* sur le lit de Trendelenburg, muqueuse vésicale fongueuse et ulcérée, on voit entre autres au niveau du bas-fond 2 ulcérations très larges et très profondes, semblant sur le point d'amener une perforation. Une sonde-bougie n° 12 ayant montré la perméabilité des uretères, on introduit dans chacun d'eux au moyen d'un mandrin recourbé une des sondes urétérales de Pezzer, sonde en caoutchouc de 50 cent. de long dont le renflement terminal répond au n° 15 de la filière Charrière. Ces sondes sont introduites à une profondeur de 4 cent. : leur extrémité libre ressort par l'urèthre.

L'uretère droit a été trouvé assez facilement grâce à la position déclive de la malade et à l'éclairage électrique, d'ailleurs on voit sourdre l'urine. A gauche au contraire, l'uretère, au niveau des lésions vésicales plus prononcées, est plus difficile à trouver. Toute la portion malade de la muqueuse, c'est-à-dire tout le trigone dans la moitié gauche de la vessie couverte de granulations, est touchée au fer rouge. Poudre d'iodoforme dans la vessie qui ne saigne plus. Tamponnement de la vessie à la gaze iodoformée après suture de la plaie vésicale à la paroi abdominale. Sutures musculaires et cutanées, tamponnement vaginal à la gaze : les pavillons des 2 sondes sont amenés à travers de l'ouate dans deux ballons stérilisés de façon à recueillir séparément l'urine de chacun des reins. La sonde droite commence à fonctionner au bout de 7 à 8 minutes, celle de gauche met un peu plus de temps.

Suites. — Très simples. T. 37°,5. Les douleurs vésicales disparaissent totalement, la malade est enchantée. Les urines du rein gauche sont moins abondantes, plus purulentes, renferment moins d'urée et d'acide phosphorique que celles du rein droit; rapidement la quantité d'urine augmente à gauche, devient moins purulente, pendant que l'urée est en plus forte proportion. Le rein gauche fonctionne donc mieux depuis qu'il se vide facilement. A droite, la proportion d'urée et d'acide phosphorique est assez grande (on pourra voir les analyses exactes de notre ami Chabrié, chef du laboratoire de chimie de Necker, dans le compte rendu de la communication d'Albarran à la Société de biologie (1).

L'injection de quelques grammes d'eau boriquée dans les sondes urétérales est douloureuse à gauche, pas à droite.

Les sondes urétérales restent placées et très bien tolérées, jusqu'à leur expulsion spontanée, celle de gauche le 9e jour, la seconde le 11e. Une sonde à demeure de Pezzer est mise dans la vessie et sans qu'on cherche à la provoquer, la cicatrisation de la vessie est totale, malgré les sutures à la paroi abdominale, en 26 jours.

Au commencement d'octobre, l'état de la malade est à nouveau bien précaire : urines très purulentes, miction toutes les 45 à 50 minutes, nuit et jour, avec douleur tolérable, il est vrai ; parfois douleurs lombaires sourdes, à gauche ; température élevée le soir, pas d'appétit, amaigrissement. Peu à peu, le rein gauche a grossi, actuellement il atteint le niveau de l'ombilic, ballottement très net. On sent à peine le rein droit.

Opération. — Le 13 octobre, l'état général amène à une nouvelle intervention du côté du rein cette fois. Incision lombaire habituelle (Albarran), atmosphère graisseuse modérément épaissie et à peine adhérente à la capsule propre, elle-même peu augmentée d'épaisseur. Rein très profond, très mobile et doit être soigneusement refoulé et immobilisé par un aide. Rein lisse, non fluctuant, donne une petite quantité de pus caséeux. Incision du rein de 4 cent. 1/2 environ. Le doigt pénètre dans une caverne pas très volumineuse, mais très irrégulière, dans laquelle on sent des brides multiples de tous côtés, brides qui séparent différentes petites cavernes, 3 ou 4 cloisons sont rompues, chaque fois un peu de pus s'échappe ; on forme une assez vaste cavité très irrégulière sans pouvoir affirmer avoir pu tout ouvrir largement. Lavage (sublimé 1/3000), 2 gros drains sont fixés dans le rein. Pas de sang. Le pus évacué du rein ne contient pas de bacilles tuberculeux.

Suites opératoires normales, chute de la température ; pas de douleur ; urines moins purulentes, suppuration abondante par la plaie. Au bout de 3 jours d'amélioration notable, la température s'élève à nouveau et l'état général reste très bas. Transpiration abondante, pas d'appétit.

Cet état persiste à la fin de novembre 1891 ; grandes oscillations de la température, suppuration rénale un peu moins abondante, urines encore très purulentes, miction 25 à 30 fois en 24 heures avec un certain degré de douleur.

En décembre, le rein droit commence à augmenter manifestement de volume : dans la suite, il est à son tour le siège de rétention. L'état général s'affaiblit progressivement et la quantité d'urine des 24 heures va en diminuant. Le malade meurt ces jours-ci, au début de juin 1892, avec de l'œdème des jambes, du délire tranquille, n'urinant depuis quelques jours qu'un peu de pus presque pur.

L'autopsie ne put être faite.

(1) ALBARRAN et LLURIA. Cathétérisme permanent des uretères. *Société de biologie*, 4 juillet 1891.

Obs. 31 (1). — *Mort.* Henry Goodridge. *Brit. med. J.*, juillet 1882, et Brodeur, th. Paris, 1886. — F..., 17 ans. Début : 18 mois par symptômes vésicaux. Mort par septicémie. Pas de tuberculose en dehors du rein.

Obs. 32. — *Guérison.* Kuester. *Berl. med. Woch.*, 1883, et Brodeur, *loc. cit.* — H..., 30 ans. Grosse tumeur rénale gauche. Guérison avec tuberculose pulmonaire.

Obs. 33. — *Guérison* (?) Lawson Tait. *Birmingham med. Rev.*, sept. 1885, et th. Brodeur. — F..., 38 ans. Tumeur rénale droite. Amélioration, puis cachexie qui empêche la néphrectomie secondaire.

Obs. 34. — *Mort.* William Gardner. *Australian med. Journ.*, 15 avril 1886, et th. Brodeur. — H..., 28 ans. Tumeur ancienne à droite. Amélioration passagère, puis mort un mois après avec le second rein tuberculeux.

Obs. 35. — *Grande amélioration, puis mort.* Professeur Guyon, in th. Bureau, Paris, 1890 (obs. IX). — F..., 38 ans. Début : 12 ans par symptômes vésicaux. Il y a 2 ans, émission de graviers. En 1887, taille vésico-vaginale; amélioration passagère, puis pyonéphrose gauche. Néphrotomie en juin 1887; pyélonéphrite tuberculeuse et calculeuse. Amélioration considérable, avec fistule lombaire, jusqu'en décembre 1889. Grippe à ce moment et le rein grossit. Nous avons appris que la malade était morte depuis, plus de 3 ans après la néphrotomie.

II. — **Néphrectomies primitives.**

A. — N. lombaires.

Obs. 36. — *Guérison.* Czerny (de Heidelberg). *Centr. f. Chir.*, n° 45, 1879. — F..., 32 ans, souffrant depuis 4 ans. Dans ces derniers temps, abcès périnéphrétique ouvert et resté fistuleux. État grave. *Néphrectomie*, 22 mai 1879. Une nouvelle poche périnéphrétique, étendue, est ouverte au cours de l'opération qui nécessite la résection partielle de la dernière côte. Pas d'hémorrhagie. Suites très simples : la température tombe, la malade se lève le 25e jour et sort guérie le 45e.

Obs. 37. — *Guérison.* Mandach. *Centr. f. Chir.*, n° 35, 1884. — H..., 36 ans, opéré en octobre 1880; 2 ans après, castration pour épididymite tuberculeuse. Reste guéri en 1884.

Obs. 38. — *Mort.* Goodhart. *Med. Times and Gaz.*, 1882, p. 395.

(1) Cette observation de néphrotomie et les quatre suivantes ont été publiées ou déjà traduites en français.

— H..., 27 ans. Début : 15 mois; opéré 17 février 1882. Rein droit. Mort en 4 heures dans le collapsus. Diagnostic confirmé.

Obs. 39. — *Mort.* Golding Bird. *Lancet*, 1er avril 1882. — H... Début : 4 ans. Émaciation profonde, pyurie, douleurs lombaires droites. Rien ailleurs. Du palper combiné : tumeur élastique au niveau du rein droit. Tumeur douloureuse, dont le volume varie en raison inverse de la quantité de pus contenue dans l'urine. La marche fatale de cette affection et l'inefficacité des traitements médicaux, nous forcent à intervenir rapidement. Le rein était d'ailleurs pris primitivement et était encore seul pris. En raison de l'état général du malade, toute intervention purement palliative me semblait inutile et dangereuse. *Néphrectomie* : Incision du rein pour évacuer le pus et le rendre moins volumineux; même alors on ne peut libérer son extrémité supérieure, il faut faire une résection sous-périostée d'une partie de la 12e côte.

Rein tuberculeux typique. — Le pouls reste bon pendant toute la durée de l'opération, mais à peine reporté dans son lit, le malade tombe dans le coma et y reste jusqu'à la mort.

Autopsie. — Uretère droit tuberculeux comme le rein de ce côté. Vessie : lésions tuberculeuses jeunes. Rien ailleurs à part un petit noyau dans la prostate. Rien au rein gauche. La plèvre n'a pas été ouverte au cours de l'opération.

Obs. 40. — *Guérison.* Cooper, cité par Barlow. *Lancet*, 1er avril 1882. — Petite fille, 7 ans. Un seul rein pris. Guérison maintenue.

Obs. 41. — *Guérison.* Bardenheuer (de Cologne). *Mitteilungen aus dem kölner Bürgerhospital*, 1890, p. 10. — Enfant, H. S..., 4 ans, sans antécédents. Malade depuis 3 semaines. Au cours d'un rhume on voit apparaître une tumeur dans la région lombaire gauche. Cette tumeur très douloureuse faisait pousser des cris à l'enfant, au moindre mouvement, et surtout quand on le soulevait par les bras ou qu'on le frictionnait. L'état général excellent jusque-là devenait très mauvais en quelques jours.

A son entrée l'enfant est pâle, a les traits tirés; il se couche replié en deux et pousse des cris au moindre attouchement. On trouve dans la région lombaire gauche une tumeur volumineuse que la douleur empêche d'explorer. Sous le chloroforme on reconnaît que cette tumeur remplit tout l'espace situé entre le diaphragme et le bassin ; elle est très tendue et élastique au toucher. Pas de fièvre, l'urine est trouble, acide ; elle contient de l'albumine et du sang, des corpuscules de pus, des amas caséeux et des bactéries bacilliformes.

Opération : 20 avril 1882 Incision dans la ligne axillaire gauche partant de l'extrémité antérieure de la 11e côte et allant jusqu'à la crête iliaque. Elle donne une énorme quantité de pus mêlé à de nombreux grumeaux caséeux. Par le palper combiné de la plaie et de la paroi abdominale, on trouve le rein repoussé en avant. Un stylet pénètre dans le parenchyme rénal, très probablement dans un abcès.

Une seconde section perpendiculaire à la première est faite en arrière, parallèle à la crête iliaque. Une ligature en masse est passée sur les vaisseaux et le pédicule du rein qui est alors extirpé.

A la surface du rein taches jaunes ternes, rein très anémié et friable ; dans la couche corticale un foyer cunéiforme caséeux. Plaie bourrée de gaze au thymol.

Suites. — Le soir l'enfant est très faible, il n'a pas uriné. Le 21 avril, même état général. Urine légèrement acide, renfermant beaucoup de sels, de bactéries, de petits globules blancs du sang et des détritus. Température presque normale.

29 avril. L'état général s'améliore tous les jours. La face est un peu bouffie, le ventre météorisé, l'urine est claire. Pas de température.

8 mai. Il ne reste plus qu'une plaie superficielle granuleuse dont la cicatrisation est complète le 4 juillet ; l'enfant se lève.

14 octobre 1882. L'enfant quitte l'hôpital, guéri.

Bardenheuer dit avoir revu son petit opéré vers le milieu de 1885. Il était très bien portant, tout en restant anémique ; c'était d'ailleurs un petit misérable. La cicatrice restait solide sans aucune tendance à la hernie, bien qu'il ne portât pas de bandage. Malheureusement l'enfant mourut de scarlatine à la fin de 1885.

Dans le rein droit, hypertrophie compensatrice et altérations de la néphrite scarlatineuse aiguë.

Obs. 42. — *Guérison.* Bardenheuer. *Loc. cit.*, p. 23. — M. H..., enfant de 11 ans. A la suite d'un saut les parents remarquent dans l'aine gauche l'apparition d'une tumeur douloureuse pendant les mouvements de la jambe. Deux ou trois semaines plus tard une seconde grosseur survient au-dessous du rebord costal gauche, dans la ligne axillaire. La miction était restée indolente et l'urine limpide ; pas de fièvre. Les parents sont bien portants. A l'entrée, rien aux poumons ; dans la région du rein gauche tumeur élastique, très tendue qu'on sent en dépit de l'abcès périnéphrétique.

Le 7 juin 1882, néphrectomie et incision de l'abcès inguinal. Un gros drain est passé de l'une de ces deux ouvertures à l'autre. Les plaies bourrées de gaz au thymol.

Rien de particulier dans les suites opératoires : l'urine reste toujours limpide et du 7 au 13 juin, va en augmentant de 750 à 1540 grammes.

Une diarrhée profuse fit traîner la guérison en longueur et explique la persistance de la température qui, normale le matin, s'élève en général à 38°,3 et une fois, le 28, à 39°,2 le soir.

On ne fit pas de réunion secondaire de la plaie. Le 18 août 1882, l'enfant sortait avec une petite plaie superficielle en voie de bourgeonnement.

Le malade revu plusieurs fois depuis a vu ses forces augmenter considérablement : il vit encore actuellement (1890).

Le rein extirpé était très gros, rempli de volumineux abcès contenant du pus tuberculeux et des masses caséeuses.

Obs. 43. — *Mort.* Palmer (de Cincinnati). *Med. News*, 12 mai 1883. — P..., 19 ans. Début : 2 ans, par symptômes vésicaux. Vaste tumeur rénale. Le second rein n'a rien. Mort le 3e jour ; pas d'autopsie.

Obs. 44. — *Mort.* Heath. *Brit. med. J.*, 1882, p. 100. — Enfant opéré le 12 juillet. Mort rapide.

Obs. 45. — *Guérison.* Bardenheuer. In Newmann. *Loc. cit.* — H..., 22 ans. Opéré : 13 juillet 1882.

Obs. 46. — *Mort.* Von Muralt. *Corresp. blatt für Schw. Aerzte*, 15 avril 1887. — F..., 10 ans. Néphrectomie droite le 23 mars 1883. Pendant un mois pas de fièvre, embonpoint ; puis la 5e semaine perforation du duodénum par un petit abcès et mort le 12 mai 1883.

Obs. 47. — *Mort.* Kidd. *Med. Times and Gaz.*, 1883, p. 268. — F..., 28 ans. Début, 2 ans 1/2. Opérée le 12 juillet 1883. Mort dans le collapsus en 24 heures. Rein rempli de cavernes.

Obs. 48. — *Rein mobile tuberculeux. Mort.* May. *Brit. med. J.*, 1883, p. 438. — F..., 24 ans. Rein droit : début 4 ans. Opérée le 11 août 1883. Mort en 4 heures subitement sans avoir uriné. Le second rein était pris.

Obs. 49. — *Mort.* Czerny (de Heidelberg). Ueber Nierenextirpation. Von E. Herczel. *Beiträge zur klinisch. Chir.*, Bd VI, p. 333. — M. C. St..., 35 ans, a 3 enfants en bonne santé. Son père est mort à 60 ans, de cancer ; sa mère, ses sœurs sont bien portantes. Aucune maladie infectieuse, pas de blennorrhagie. Bien portant jusqu'à 18 ans, il a, entre 18 et 20 ans, des douleurs dans le côté droit du ventre, qui se répètent une dizaine de fois à intervalles irréguliers et qui durent quelques heures. Pendant ces crises, il n'urinait pas, puis il rendait une urine claire, sans corps étrangers. Puis tout cessa et il fut bien portant jusqu'à 30 ans. Au cours d'une séance d'équitation, les douleurs reviennent subitement dans la région rénale droite, accompagnées de sueurs froides, de vomissements et de douleur vésicale indéfinissable ; la crise cesse subitement au bout de 20 minutes. On trouve dans l'urine des lambeaux membraneux blanchâtres, formés d'épithélium pavimenteux et de cristaux de cholestérine avec globules de pus et quelques hématies ; l'urine était claire, non albumineuse. Ces crises se reproduisent de plus en plus violentes, durant jusqu'à 8 heures, toujours suivies d'émission d'urine chargée des mêmes membranes. Il eut pendant 5 ans environ 200 crises sérieuses, expulsant en tout environ un kilogramme de lambeaux membraneux. Depuis un an, urine très purulente et affaiblissement ; des douleurs violentes, irradiées. L'urine, pendant les accès, provenant sans doute du rein gauche, était toujours claire. Jamais d'hématurie, pas de bacilles dans l'urine. Une inoculation chez un lapin reste négative. On suppose un calcul rénal avec pyélite secondaire.

A son entrée, amaigrissement, mais rien du côté des organes internes ; dans le décubitus latéral gauche, on constate de la matité dans la région rénale droite.

En palpant la région lombaire, on sent un corps dur, arrondi, qui donne l'impression de l'extrémité inférieure du rein. L'urine émise après les crises est purulente et donne un dépôt formé de globules de pus, de cholestérine et d'éléments blanchâtres, nacrés, brillants, plats, larges d'environ un millimètre, formés de cellules épithéliales polygonales qui sont parfois disposées en mosaïque, parfois roulées en boules ou isolées.

Les douleurs étaient certainement dues au passage à travers l'uretère droit de ces membranes qui devaient provenir du bassinet ou du parenchyme rénal, par desquamation de l'épithélium du bassinet causée par une tumeur. Les caractères de l'épithélium, semblable à celui de l'épiderme et le mélange des cristaux de cholestérine font penser à un kyste dermoïde avec pyélite secondaire. Dans tous les cas, le rein droit seul semblait en cause et on avait tout lieu de penser à une guérison radicale en pratiquant l'ablation du rein. Le malade réclamait avec instance une intervention. L'*opération* fut faite le 28 janvier 1884. On isola non sans peine le rein. Après ligature isolée de deux grosses artères, en essayant d'extirper le rein, le bassinet, très tendu et plein de pus, se rompt. Le pus, mêlé de masses blanchâtres, coule dans la plaie qui est lavée. Deux ligatures sur le hile. Pendant qu'on revoit le pédicule, la ligature glisse tout à coup ; forte hémorrhagie artérielle, compression. Au moment où la ligature glissa, on entendit un sifflement comme si de l'air était aspiré.

Le malade devint très pâle, sans pouls, la respiration restant régulière. Bientôt le pouls reprenait, et montait de 80 à 120 et même 130. Puis il diminua de fréquence et jusqu'à la fin de l'opération qui dura 2 heures il se maintint entre 90 et 100. Le vaisseau qui donnait l'hémorrhagie est lié séparément à la soie, de même l'uretère. Lavage de la plaie au sublimé à 1 0/00 : 2 drains. Pansement au sublimé.

Suites : Mauvaises, sans doute dues à la rupture du bassinet. Le soir de l'opération il a déjà 38°,9 ; à minuit il a 40°, 3 ; jusqu'à la mort, le 8e jour, il reste avec de l'élévation vespérale, oscillant de 38°,7 à 40°,1. Pouls reste petit : à 130 d'abord, ensuite à 100 ou 110. État général mauvais, vomissements, douleurs lombaires, sommeil agité. La plaie avait bon aspect : les bords ne sont pas tendus, néanmoins on fait sauter les sutures. Peu de sécrétion, sans la moindre odeur. Signes de congestion pulmonaire, le pouls faiblit, puis la température s'abaisse ; mort le 8e jour.

AUTOPSIE (Dr Arnold). — Diagnostic anatomique : Abcès périnéphrétique droit.

Péritonite et septicémie après néphrectomie droite pour pyélonéphrite tuberculeuse et formation de cholestérine dans le bassinet. Cystite chronique. Hypertrophie compensatrice du rein gauche. Congestion pulmonaire de la base gauche. Dans le péritoine liquide purulent : péritoine rouge et dépoli et siège de placards hémorrhagiques.

Rein enlevé : bosselé avec une capsule épaisse, renferme des cavernes. Bassinet dilaté, doublé d'une membrane blanchâtre, nacrée, peu adhérente. Ce qui reste de substance médullaire est, comme la substance corticale, infiltré de tubercules jaunâtres dont le volume varie entre celui d'une tête d'épingle et celui d'un grain de millet. D'après les recherches microscopiques du Dr Beselin (1) on a évidemment affaire à une tuberculose primitive caséeuse du rein droit et de son uretère avec début très probable dans le bassinet ou dans l'uretère ; secondairement, transformation épidermique de l'épithélium qui se détache sous forme de lambeaux brillants, nacrés.

(1) O. BESELIN. Cholesteatomartige desquamation im Nierenbecken bei primärer tuberkulose derselben Niere. *Virch. Arch.* Bd 99, 1885.

Obs. 50. — *Guérison avec fistule.* Bardenheuer. *Loc. cit.*, p. 43. — Mlle J. B..., 30 ans, se plaint de douleurs hystériques mal localisées et de date ancienne. Elle est au moment de ses règles ; un examen sous chloroforme fait reconnaître une sténose du col. Amputation du museau de tanche et discission de la muqueuse cervicale (4 février 1884). Cette intervention est suivie de violentes douleurs dans la région lombaire gauche avec fièvre intense et bientôt se forme une tumeur fluctuante, un abcès périnéphrétique. L'urine était fortement chargée de sédiments.

Opération, le 20 février 1884.

Après résection de la 12e côte, ouverture de l'atmosphère du rein qui donne issue à une grande quantité de pus ; le rein criblé de foyers remplis de pus est extirpé. L'atmosphère du rein, très indurée, est laissée en place et suturée aux lèvres de la section cutanée : la cavité est bourrée de gaze au thymol.

Dans les premiers jours, abondante sécrétion purulente ; fièvre jusqu'au jour où l'on fait sauter les sutures qui en empêchent l'écoulement. Grâce à une suture secondaire, la plaie se ferme ensuite rapidement à l'exception d'un trajet entretenu sans doute par la présence de l'enveloppe du rein rigide et sans tendance au rapprochement.

Obs 51. — *Guérison.* Bardenheuer. *Loc. cit.*, p. 50. — Jean Jas..., 31 ans, jardinier, arrive avec un abcès périnéphrétique du côté droit.

Depuis septembre 1884, dysurie avec urine colorée et sédimenteuse. A partir d'octobre il éprouve passagèrement le matin en se levant de l'engourdissement dans la jambe droite. Bientôt douleurs dans la hanche droite, et dans le dos, surtout quand le malade se baisse ; marche de plus en plus pénible et rapidement avec claudication. En même temps miction douloureuse et impérieuse ; urines plus troubles. Enfin le malade en arrivait à garder le lit ; ce n'est qu'à la fin de novembre qu'il remarque la formation d'une tumeur dans la région lombaire du côté droit.

Entre au dernier degré de faiblesse. La région lombaire droite est manifestement saillante en avant et fluctuante. L'urine foncée, trouble, très sédimenteuse. Au microscope : corpuscules de pus avec quelques globules sanguins.

Oppression ; pouls petit, 120 pulsations à la minute. La température du matin oscille entre 38°,2 et 38°,6 ; celle du soir entre 38°,8 et 39°,9.

Opération. — 21 décembre 1884. Après évacuation d'un volumineux abcès périnéphrétique, la capsule du rein apparaît épaissie. Le rein, siège de plusieurs abcès dont le plus gros, situé superficiellement dans la moitié supérieure, a le volume d'une noix, est extirpé ; la plaie est bourrée de gaze ; pansement de Lister.

Pas de suites opératoires ; jamais de fièvre. Urine normale comme composition et quantité. Cicatrisation complète au milieu de février 1885.

Le 3 mars 1885, l'opéré sortait guéri. Il vit encore très bien portant, sans avoir besoin de porter de bandage. En dehors de l'abcès superficiel et du volume d'une noix qui a occasionné la suppuration de l'atmosphère du rein, on découvre à la coupe de nombreux foyers caséeux séparés les uns des autres et plus petits, dont les uns ne sont gros que comme une tête d'épingle, tandis que d'autres sont gros comme un pois. Rien ne pouvait indiquer l'existence de ces petits noyaux centraux, que la ponction même n'aurait pas révélés.

OBS. 52. — *Mort.* TSCHERNING (de Copenhague). *Centr. f. Chi.*, 1884, n° 42. — F..., 40 ans. Tumeur rénale droite. Amaigrissement. Urines purulentes avec graviers.

Opération. — 1884. 1 litre 1/2 de pus : le rein pèse 162 gr. On trouva des bacilles. *Autopsie.* Poumons et deuxième rein sains.

OBS. 53. — *Mort.* BARDENHEUER, in NEWMANN. *Loc. cit.* — Enfant de 3 mois, opéré du rein droit et d'un abcès périnéphrétique le 3 janvier 1885, mort en 24 heures : cause non indiquée.

OBS. 54. — *Guérison.* BARDENHEUER. *Loc. cit.*, p. 52. — Sch..., 37 ans. Depuis 3 ans, catarrhe vésical. Elle était bien portante auparavant. En septembre 1884 survinrent subitement des douleurs dans la région lombaire gauche ; en même temps frissons et fièvre qui persistent jusqu'au jour de l'opération. Inappétence, pas de sommeil ; une tumeur s'est développée dans la région rénale gauche.

Très amaigrie, elle souffre dans la région du rein gauche où l'on constate l'existence d'une tumeur fluctuante. L'urine n'a pas été examinée.

Opération. — 24 février 1885. Extirpation sous-capsulaire du rein tuberculeux. Tamponnement de la cavité.

Urines normales, sans albumine, dès les premières heures après l'opération.

Le lendemain matin 38°,6 ; ce qui amène à changer le pansement. A partir de ce moment pas de fièvre. Cicatrisation sans complication et rapide ; les forces et l'embonpoint reviennent très vite et la malade sort guérie au bout de peu de temps.

OBS. 55. — *Pyélite calculeuse et tuberculeuse. Fistule persistante. Mort par dégénérescence amyloïde de l'autre rein.* BARDENHEUER. *Loc. cit.*, p. 57. — N..., 23 ans, frère dominicain. Entre l'âge de 8 et 9 ans a eu une carie de la jambe droite, il fut opéré plusieurs fois et garda le lit pendant un an. Plus tard, fièvre typhoïde, de ce moment jusqu'à ces 5 ou 6 dernières années il est bien portant. A cette époque, il commence à souffrir irrégulièrement du côté droit avec dysurie ; en même temps, il éprouvait un malaise général et ses forces faiblissaient. Vers la fin de l'année dernière, les douleurs deviennent très vives dans l'aine, dans le dos, et le forcent bientôt à venir se faire soigner, un abcès se forme sur le côté droit de la colonne vertébrale au niveau des 9e et 10e côtes. Le médecin qui le soignait incisa cet abcès, évacua le pus et admit comme cause une carie costale, bien qu'il n'eût rien senti d'anormal du côté des os. Suppuration et fièvre continuèrent. L'abcès commença à fuser en arrière.

A l'ouverture de cet abcès, en avril 1885, on découvrit à la face postérieure de la 9e côte, sur une longueur de doigt une surface osseuse dénudée, qui fut grattée à la cuiller tranchante. La suppuration n'en continua pas moins, il se forma même un nouvel abcès par congestion qui fusa le long du psoas. Pendant tout ce temps, la température restait modérée et le malade déclare avoir une fois pissé du pus à la fin d'une miction, bien qu'on trouvât toujours l'urine normale (à part l'albuminurie).

A son entrée, grand affaiblissement, rien aux poumons. Des fistules persistent aux endroits où nous avons signalé l'ouverture chirugicale ou spontanée d'abcès. On trouve dans la région rénale droite une tumeur, l'urine renferme de l'albumine.

L'*opération* pratiquée à Cléve le 18 août 1885. Néphrectomie sous-capsulaire, bassinet dilaté ; uretère rempli de pus, à parois épaissies du volume du pouce. Tamponnement de la cavité, pansement antiseptique. Pendant les premiers jours, le malade reste très affaibli, son pouls est fréquent, parfois intermittent, la température du matin est de 39°, on change le pansement qui est souillé les 3e et 6e jours. A ce moment la plaie est en parfait état.

Le pouls devient alors meilleur, la température s'abaisse, les douleurs disparues, le sommeil et l'appétit reviennent, l'état général se relève.

Le malade qui avait un litre d'urine le jour de l'opération urine de 1 litre 1/2 à 2 litres les jours suivants. Cette urine est limpide et ne renferme que des traces d'albumine.

Le malade conserva une fistule qui a toujours suppuré et son albuminurie augmenta dans la suite ; il mourut en 1887 avec de la dégénérescence amyloïde de son second rein et de ses ganglions pelviens. Les poumons étaient sains.

Le rein que j'avais enlevé avait un volume normal et présentait une série de saillies très prononcées qui le divisaient en lobes distincts. Plusieurs de ces lobes étaient saillants et fluctuants ; ils contenaient des amas caséo-purulents plus ou moins épais. Le bassinet comme les calices était considérablement dilaté ; mais tandis que la muqueuse du bassinet était injectée et épaissie, celle des calices était recouverte de granulations caséeuses très friables, dans plusieurs calices on trouvait au milieu des masses caséeuses des concrétions brunâtres. Comme on trouvait aussi des tubercules, le diagnostic anatomo-pathologique est : Pyélite calculeuse, caséeuse, tuberculeuse.

OBS. 56. — *Mort.* TAYLOR (de Nottingham), in NEWMANN. *Loc. cit.* — F., 21 ans, début, 2 ans. Opérée le 13 octobre 1885. Vomissements opiniâtres. Mort.

OBS. 57. — *Guérison.* GOLDING BIRD, in NEWMANN. *Loc. cit.* — Enfant de 1 an 1/2, opéré en 1885.

OBS. 58. — *Amélioration, puis mort en 10 mois.* J. ISRAEL (de Berlin). *Deutsch. med. Woch.*, n° 31, 1890. — F..., 35 ans, bien portante jusqu'à 27 ans, à ce moment, elle aurait eu une cystite. 8 ans après, en mai 1883, elle devient fiévreuse et doit s'aliter. On lui trouve un abcès rétro-vésical qui s'ouvrit dans la vessie et le vagin, laissant une fistule vésico-vaginale. En mai 1886, je vois cette femme très maigre avec un rein gauche bosselé, très gros, dur ou fluctuant selon les points. En le comprimant on fait sourdre du pus fétide dans le vagin, tandis que l'urine qui coule spontanément dans le vagin est sans odeur. La fistule vésico-vaginale laissait passer l'index dans la vessie ; sous chloroforme on put en écartant les lèvres de cette fistule constater très nettement des granulations tuberculeuses blanches ou jaunâtres sur la muqueuse vésicale. Le toucher intravésical démontrait la paroi supérieure de la vessie absolument lisse, tandis que la base était dure et ulcérée. Fièvre, anorexie, douleurs rénales gauches très vives au moindre mouvement. Région lombaire gauche saillante et sensible à la pression. Diagnostic : Pyonéphrose tuberculeuse, abcès périnéphrétique. Tuberculose vésicale.

Néphrectomie. — 11 mai 1886. Le rein ne formait plus qu'une poche à parois minces à surface interne ulcérée et couverte de granulations. Abcès périnéphrétique très étendu en arrière du péritoine, 13 jours après l'opération on trouva des matières dans la plaie : l'abcès périnéphrétique avait perforé le côlon descendant. Une fistule persista. Amélioration générale après l'opération : l'appétit revint ; plus de douleurs ni de fièvre. Mais 3 mois après troubles gastriques, vomissements, température, et le 11 août 1887, mort.

Obs. 59. — *Guérison.* Bardenheuer. *Loc. cit.*, p. 76. — Emma E..., 24 ans. Bien portante dans sa jeunesse et bien réglée depuis l'âge de 14 ans ; il y a 6 ans, à droite, douleurs de courte durée et ne revenant qu'à de grands intervalles au début ; elles se produisent depuis tous les mois (sans coïncider avec les règles) et durent 14 jours en général. En plus elle souffre en urinant. On la traita d'abord pour des coliques hépatiques, puis pour une pérityphlite. Actuellement douleurs et fréquence de la miction ne font qu'aller en augmentant. Léger prolapsus utérin, un médecin lui a posé un pessaire ; depuis les douleurs pendant la miction sont devenues intolérables et l'urine est purulente.

Du jour où on lui mit son pessaire jusqu'à son entrée à l'hôpital elle dut garder le lit. Depuis son entrée ici, grâce au repos, à des cataplasmes et à un régime, douleurs et fréquence de la miction diminuèrent.

Le 3 octobre 1886 on pratique la néphrectomie du côté droit pour une pyonéphrose et une urétérite tuberculeuses. La malade quitta l'hôpital le 23 décembre 1886. Elle est maintenant complètement guérie.

Obs. 60. — *Guérison.* Czerny (de Heidelberg). In Herczel. *Loc. cit.*, p. 336. — Babette R..., couturière, non mariée, âgée de 35 ans, a subi en 1878 l'amputation de la jambe droite pour une carie du pied ; 2 ans après, elle séjournait 3 mois à l'hôpital avec de l'hématurie, on ne fit pas de diagnostic précis ; comme on trouva dans ses urines quelques cylindres dont le passage provoquait des douleurs dans la région lombaire des deux côtés, on soupçonna une pyélite caséeuse : on ne trouva pas de tumeur rénale. Depuis, l'hématurie ne s'est jamais répétée. Jusqu'à ces deux dernières années elle est bien portante, puis une tuméfaction douloureuse se montre à la région fessière gauche, tuméfaction qui s'ouvrit seule un an plus tard : sécrétion très abondante. Depuis quelques semaines, quand elle se courbe, ou tousse, ou se couche sur le côté gauche, elle souffre dans ce côté. Jamais de fièvre, ne maigrit pas : règles normales, peu abondantes.

A son entrée elle est encore en assez bon état. On sent dans la région rénale droite un corps compact de la forme du rein, débordant légèrement le rebord costal et se réduisant dans la fosse lombaire, ce rein semble très légèrement hypertrophié. A gauche on trouve sous le rebord des côtes une tumeur qui arrive en bas à l'épine iliaque antéro-supérieure, qui en dedans s'étend jusqu'à 1 doigt 1/2 de la ligne blanche et cesse en haut au niveau du bord inférieur de la 10e côte. Cette tumeur se déplace légèrement de gauche à droite, sa surface est irrégulière, sa consistance est ferme, elle est sensible à la pression. Elle mesure 14 cent. de long sur 15 de large : elle rend saillante la moitié gauche du ventre. De l'ombilic à l'épine iliaque on mesure 15 cent. à droite et 16 1/2 à gauche. Entre l'épine iliaque antérieure et le sacrum on trouve 3 cicatrices rouges, déprimées, irrégulières, longues de 4, 5 et 2 cent. 1/2, larges de 1 cent. 1/2 ; les 2 latérales présentent chacune une fistule longue de 5 cent. ne conduisant pas sur un os et sécrétant pas mal de pus épais. En comprimant la tumeur on fait couler par ces fistules du pus qui renferme, comme le dépôt de l'urine, quelques bacilles de Koch. Urines acides, claires, avec un peu d'albumine. Quantité 800 à 1300 gr. Nombreuses cellules épithéliales, pavimenteuses, polyédriques, munies d'une queue, généralement groupées entre elles ; beaucoup de leucocytes, quelques hématies et quelques cylindres hyalins granuleux. Pas de fièvre. Elle souffre du côté gauche quand elle remue ou reste trop longtemps au repos. Moignon d'amputation ulcéré.

Le 21 octobre 1886, après chloroforme on tente en vain le cathétérisme des uretères. Dilatation et curettage des trajets fistuleux, qui sont bourrés de gaze iodoformée. Le pus continuant à couler abondamment par les fistules et la malade dépérissant, on pratique, le 16 décembre 1886, la *néphrectomie* sans être bien fixé sur l'état de l'autre rein.

Le péritoine adhérent au voisinage de la tumeur ne peut être décollé, ni refoulé en avant. On cherche donc après avoir fendu la fistule à isoler la tumeur in loco : cette décortication est impossible, même après incision de la tumeur. On évacue par plusieurs incisions des poches purulentes : adhérences surtout solides vers le bas ; on ne peut enlever en suivant la graisse périrénale en dehors de la capsule. Pour avoir plus de jour on prolonge l'incision de la paroi abdominale en avant ; on ouvre même le péritoine avec l'intention d'agir par son intérieur. On a alors assez d'espace pour pouvoir énucléer la tumeur de sa capsule sans manipulations intra-péritonéales, ligature séparée de l'artère rénale. L'uretère n'est pas induré : désinfection. Sutures avec catgut du péritoine qu'on a protégé avec des éponges iodoformées. Sutures musculaires au catgut. Lavage avec solution de sublimé. 2 drains. Iodoforme dans la plaie. Sutures cutanées à la soie sur une longueur de 31 cent. Pansement ; gaze au sublimé. Pouls très petit ; n'a presque pas perdu de sang.

Examen de la pièce. — Le rein est transformé en une série de cavernes maintenant vides, formées aux dépens des pyramides. La plus grande, située à l'extrémité inférieure du rein, a encore le volume d'un œuf de poule après qu'on l'a vidée. La surface du rein est rugueuse et couverte de granulations. Entre les différentes poches existent des sillons profonds qui donnent au rein un aspect lobulé. Vide, le rein mesure 12 centim. de long sur 4 centim. 1/2 d'épaisseur. La portion corticale et les cloisons qui séparent les cavernes n'ont plus guère qu'un demi-centim. d'épaisseur. Près du hile, amas fibreux renfermant de petits abcès. Bassinet ratatiné ; on ne peut reconnaître avec sûreté l'uretère. Pus épais, mais peu caséeux. De vastes lambeaux de capsule épaissie et intimement unie à l'atmosphère graisseuse restent adhérents sur la pièce.

Suites. — Les 6 premiers jours se passent assez bien ; T. dépasse à peine 38° ; plaie en bon état. De 750 à 1150 gr. d'urine par 24 heures. Un peu d'albumine.

Le 22 décembre, au 4e pansement on trouve la plaie baignée de liquide, des gaz s'échappent, les points de suture suppurent, les lèvres de la plaie sont rouges ; il y a eu sans doute perforation du côlon descendant qui aura été atteint pendant la suture du péritoine. Cet état dure 3 ou 4 jours ; pansement soigné avec lavages ; l'état général est bon. Le 6 janvier 1887 adynamie cardiaque avec dilatation subite du ventricule gauche ; la sécrétion urinaire baisse considérablement (400 gr. par jour). Le 8 janvier, œdème considérable de la jambe droite ; la malade n'urine pas ; on ne retire par le cathétérisme que 50 gr. d'urine par jour ; presque pas d'albumine. Pendant 15 jours, l'opérée reste entre la vie et la mort ; vomissements, diarrhée, énesme vésical. La quantité d'urine des 24 heures augmente cependant jusqu'à 100 puis 325 gr., plus tard à 700 puis 900 gr. après administration de digitale, de fortes doses de caféine, et injections sous-cutanées d'éther camphré et de pilocarpine.

A dater du 20 janvier, l'œdème disparaît et l'état général s'améliore rapidement. Comme les fistules donnent toujours beaucoup, comme les granulations restent mollasses et fongueuses, on fend, le 2 avril 1887, sous chloroforme l'ancienne cicatrice pour gratter les fistules et les tamponner à la gaze iodoformée. Elles guérirent plus tard. L'urine resta claire, acide, sans albumine ; actuellement (4 août 1889), la malade est très bien portante.

OBS. 61. — *Guérison*. CZERNY, in E. HERCZEL, *loc. cit.*, p. 339. — Mme A. H. N..., de Groningen (Hollande), souffre des reins d'août à novembre 1881. Elle eut alors de l'œdème des jambes. L'urine, trouble quelque temps, redevint claire. Puis survint de la fréquence de la miction sans douleur. Pendant une grossesse en 1885, l'urine redevient purulente ; mais 2 mois avant l'accouchement, son médecin la retrouve claire (juillet). A cette date, elle urine toutes les heures : actuellement elle n'urine plus que 8 fois par jour, et encore sans douleur. Au commencement de décembre 1886, on trouve une tumeur du rein gauche, cette tumeur diminue beaucoup après un abondant écoulement de pus dans l'urine. Dans ces derniers temps, elle urine 1 litre 800 gr.

A son entrée, le 27 décembre 1886, nous trouvons une femme frêle et amaigrie ; rien du côté des poumons. Matité hépatique un peu grande. La matité de la rate commence à la 8e côte et se poursuit avec la matité de la région lombaire gauche.

On trouve dans l'hypochondre gauche une tumeur qui descend jusqu'au nombril et l'os iliaque, tumeur fluctuante, recouverte d'intestin, sonore en avant, mate en arrière. A droite, on sent sous le foie par la palpation bimanuelle, le bord inférieur du rein droit, suivant les mouvements respiratoires.

On sent les 2 ovaires : le droit est un peu gros. On sent un peu l'uretère gauche. Miction fréquente, non douloureuse. Urines purulentes avec dépôt : elle est acide ; albumine : 1 litre à 1 litre 100 gr. par jour. Dans le dépôt, nombreux globules purulents, quelques rares hématies, épithélium vésical, quelques cellules d'épithélium rénal ; cylindres hyalins avec globules graisseux. Bacilles nombreux. Pas de fièvre, bon appétit, un peu de diarrhée. Diagnostic : Néphrite tuberculeuse gauche.

Opération, 29 décembre 1886. — Décubitus latéral droit sur des coussins. Incision lombaire oblique de 18 cent. sous la 12e côte jusqu'au péritoine qu'on refoule en avant ; le côlon se montre : couche graisseuse périrénale peu développée. Enucléation sous-capsulaire du rein qu'un aide refoule par la paroi abdominale ; adhérence à l'extrémité supérieure qu'on doit couper et qui saigne un peu. Le rein mis à nu, on pose une ligature élastique sur son pédicule : pas d'hémorrhagie ; mais écoulement de pus caséeux dans la plaie préalablemen saupoudrée d'iodoforme. Près de la ligature restent en arrière des débris indurés dont on tire l'uretère qui a le volume d'un crayon. Lavage à la solution de sublimé à 1/1000, iodoforme ; suture musculaire au catgut à 2 étages ; suture cutanée à la soie ; 2 drains suivent le trajet de la ligature élastique dont les bouts sont tirés en dehors de la plaie. Pansement. La vessie remplie de pus caséeux est lavée à la solution salicylée ; ce pus a dû y être refoulé au cours de l'opération par les pressions sur le rein.

Examen de la pièce. — Vide de pus, le rein mesure 14 cent. de long sur 8 de large et 6 d'épaisseur ; sa surface est couverte de sillons profonds ; entre eux, bosselures correspondant aux pyramides qui ont un aspect jaunâtre. Couche corticale réduite à une épaisseur de 5 millim. environ, le bassinet est criblé d'orifices qui laissent suinter des masses caséeuses à la pression. Il est comme l'uretère, très épaissi ; ce dernier est gros comme un doigt.

Suites. — Très simples. Guérison sans fièvre. Pas de collapsus, pouls fréquent les 5 premiers jours. Au bout de 24 heures, elle urinait déjà 1380 gr. Du 29 décembre au 10 janvier 1887, elle urine par jour 1100 à 1560 gr. d'urine. Urines claires, rendues sans sonde à partir du 31 décembre. Elles renferment au début beaucoup d'iode et un peu d'albumine. Au 1er pansement le 4 janvier plaie en parfait état ; pas de suintement ; 2e pansement le 12, on fait sauter toutes les sutures et on raccourcit les drains. Le 17, elle se lève avec un bandage muni d'une pelote. Le 25, on coupe la ligature élastique qui ne cédait pas aux tractions ; pas d'hémorrhagie, pas de hernie. Réunion parfaite. Sort en bon état le 25 janvier 1887, il ne reste qu'une petite fistule. En bonne santé en anvier 1890.

OBS. 62. — *Guérison.* DUMUR. *Brit. med. Journ.*, 1887, t. II, p. 944. F..., 24 ans, cystite 3 mois après un accouchement, 6 mois après on lui trouve une tumeur occupant la fosse iliaque et la région lombaire. Ponction exploratrice suivie d'incision de la collection périrénale. Deux mois après, fistule persistante avec fièvre.

On trouve une tumeur rénale irrégulière. Incision de la cicatrice et de la fistule, le rein est en haut de la poche périrénale. Ablation de ce rein, pédicule lié en 3 portions. Drainage. Dès le second jour plus de fièvre. Guérison.

Obs. 63. — *Tuberculose miliaire primitive localisée. Guérison.* Kuester. *Berl. klin. Woch.*, n° 24, 1890. — F..., 18 ans, début 2 mois. Pas de tumeur. Urines purulentes avec bacilles et vessie saine. L'endoscope montre l'uretère gauche qui donne du pus à la pression du rein. L'état général s'aggrave. Néphrectomie. Le rein présentait des tubercules grisâtres à son extrémité supérieure seule, très adhérente à la capsule surrénale.

Un an après, abcès caséeux dans la cicatrice qui guérit. La néphrectomie date de 2 ans 1/2 ; l'opérée reste très bien guérie.

Obs. 64. — *Mort par gangrène pulmonaire* Max Schede, *loc. cit.* — Georges S..., 38 ans, profondément cachectique, passe le 15 juillet 1886, du service de médecine dans celui de chirurgie. Il est porteur d'une fistule purulente en dehors de la masse sacro-lombaire vers le milieu de l'espace qui sépare le rebord costal de la crête iliaque. Il était depuis longtemps traité pour tuberculose pulmonaire. Pendant son traitement on avait vu se former lentement, sans élévation de la température qu'il avait déjà, un abcès dans la région lombaire gauche : cet abcès fut incisé au moment où il allait spontanément percer.

Comme une abondante supuration continuait à l'épuiser et mettait ses jours en danger, on l'envoya en chirurgie.

L'abcès était largement ouvert, il s'agissait d'une suppuration rétro-péritonéale qui s'enfonçait profondément dans la fosse iliaque et que j'attribuai à une carie de la colonne vertébrale ; on sentait du moins avec le doigt et avec le stylet les faces antérieures et latérales de 2 corps vertébraux, dépourvus de périoste. Comme le sommet des poumons était tuberculeux, comme l'un des testicules était caséifié, je considérai dès le début le cas comme désespéré. Nous nous contentâmes d'assurer le libre écoulement du pus, et de soigner l'état général.

Le malade reste dans cet état jusqu'au 21 mars 1887, continuant à suppurer et à s'affaiblir. A cette date, la rétention purulente nous amène à une seconde intervention au cours de laquelle nous réséquons la 12e côte trouvée baignée de pus caséeux et de fongosités. En évidant des débris calcaires et différents petits abcès j'arrive à découvrir que le rein suppuré, dans presque sa totalité, était le point de départ de toute la suppuration. Les chances d'être utile au malade en extirpant son rein étaient minimes ; mais c'était cependant la seule chose possible à tenter pour diminuer la suppuration. Comme dans la sécrétion de la fistule il n'y avait pas traces d'urine, il ne pouvait venir à l'idée qu'une partie de l'organe pût encore fonctionner.

J'ajoutai à l'incision déjà faite une courte section transversale tout près et au-dessous de la 12e côte et retirai avec quelque difficulté le rein et son enveloppe. Le parenchyme rénal entièrement disparu était remplacé par des abcès et des amas caséeux et calcifiés ressemblant à de la craie. Vers la fin de l'opération il y eut une assez forte hémorrhagie en dégageant le hile. L'opération était heureusement assez avancée ; pendant que je comprimais avec le doigt ce qui donnait, on put placer une ligature élastique sur le pédicule.

L'opération fut bien supportée : la suppuration diminua considérablement ; la plaie était presque complètement cicatrisée quand le malade mourut 3 mois après l'opération, le 22 juin 1887, avec des symptômes de gangrène pulmonaire.

A l'*autopsie*, on trouva de la gangrène du lobe supérieur gauche du poumon, des tubercules dans tout le poumon : les ganglions bronchiques étaient caséeux, la rate amyloïde ainsi que le second rein ; les 2 testicules étaient remplis de tubercules, les 2 vésicules séminales et les ganglions épigastriques étaient caséeux.

Obs. 65. — *Mort*. Max Schede, *loc. cit.* — Jeanne L..., 35 ans, a été traitée pendant l'été 1887 pour une fièvre typhoïde grave au cours de laquelle se déclara déjà une cystite rebelle qui fit traîner la convalescence en longueur. Elle existait toujours quand la malade voulut sortir le 18 septembre.

Dès les premiers jours de novembre elle revenait consulter : ses douleurs vésicales ne faisaient qu'augmenter, elle souffrait du rein droit, avait une forte fièvre et s'affaiblissait considérablement. A plusieurs reprises elle avait eu des hématuries. C'est une misérable, d'apparence cachectique qui a plus de 39° le soir avec 112 de pouls. Les lèvres sont sèches, la langue est sale. Diarrhée, Douleurs vésicales, exagération de la matité hépatique.

Le rein droit forme une tumeur grosse comme une tête d'adulte, descendant usqu'à la fosse iliaque, à peine mobile.

Dans l'urine, albumine en quantité et abondant dépôt purulent : quelques globules sanguins, de nombreuses cellules de pus et des cylindres en dégénérescence adipeuse. Pas de bacilles. Une ponction exploratrice de la tumeur donne issue à du pus verdâtre, très épais, certainement sans mélange d'urine.

Opération, 18 novembre 1887. — Le péritoine, assez épaissi, est facilement isolé et repoussé. Après dénudation d'une partie du grand abcès j'enfonce un gros trocart et retire de 2 à 300 gr. de pus inodore, excessivement épais, vert jaunâtre. La poche est lavée à l'eau salicylée et l'orifice de ponction est fermé par un point de suture. Une seconde grande poche indépendante est ponctionnée, ce qui permet d'aborder le hile. Comme ses vaisseaux ne se laissent pas isoler on y applique une ligature élastique en masse au-devant de laquelle on sectionne la tumeur.

Le rein est rempli de pus, les différentes poches rendues plus ou moins indépendantes par des cloisons semblent correspondre aux pyramides. Bassinet très dilaté. Dans le pus du rein on ne trouve que des corpuscules purulents. Cet examen aggravait le pronostic ; car il devenait évident que le second rein fournissait les cylindres et était donc malade. L'opération se termina sans incident et sans hémorrhagie en moins d'une heure.

Le pouls est petit le lendemain ; la malade reste pâle : on dut lui faire des injections camphrées. Le 20 le pouls reprend. 500 gr. environ d'urine légèrement purulente. Les jours suivants il y eut : 600, 1300, 1000, 400, 700, 900 gr. d'urine.

Survint alors une diarrhée rebelle à tout traitement, et la température qui était redevenue normale recommença à monter en même temps que la faiblesse s'accentuait. Mort le 5 décembre.

Autopsie. — Cœur. Endocardite de la valvule mitrale. Poumons. Petits foyers tuberculeux disséminés autour des bronches. Rein gauche, foyers caséeux. Uretère gauche et vessie : lésions tuberculeuses. Veine fémorale : thrombose cachectique. La plaie de la région lombaire droite a bon aspect.

Le péritoine est lisse, non dépoli.

Obs. 66. — *Guérison.* Czerny, in Herczel. *Loc. cit.*, p. 341. — J. K..., 26 ans ; aucune maladie sérieuse jusqu'à présent. Mère morte tuberculeuse ; un frère aîné tuberculeux. Il est pris, en 1883, de cystite qu'on améliore par des lavages : l'urine était purulente, albumineuse, mais non sanglante. Au bout de 2 mois les symptômes vésicaux s'amendèrent : signes de pyélite, qui persistent jusqu'en février 1888, après un peu d'amélioration à la suite d'une saison à Wildungen. A cette époque il a de la fièvre (40°), il présente des signes d'inflammation lombaire, bientôt de la fluctuation ; on lui ouvre un abcès périnéphrétique : il conserve une fistule qui donne beaucoup de pus et, au commencement de mai, un peu d'urine. Il ne souffre jamais ; maigrit un peu et se fatigue assez vite. Au printemps de 1888, pleurésie gauche : urines troubles ; 12 à 1300 gr. par jour. Dans le dépôt, leucocytes et débris de cylindres cireux. Urines acides, albumineuses, sans bacilles.

Le 4 juin, nous voyons un homme frêle, mais sans signes pulmonaires ; rien aux testicules, ni aux vésicules. Sous le rebord costal gauche on sent l'extrémité de son rein : on ne peut affirmer sentir le rein droit. Dans la région lombaire gauche, à 4 centim. 1/2 des apophyses épineuses, à 27 millim. de la dernière côte, existe un orifice fistuleux, déprimé dans lequel la sonde pénètre à une profondeur de 6 centim. se dirigeant en haut. La pression du rein n'augmente pas sensiblement la purulence de l'urine. Pas de ganglions.

Opération, 7 juin 1888. — Décubitus latéral droit ; incision lombaire oblique, longue de 14 centim. 1/2, passant par la fistule. On incise des tissus tantôt cicatriciels, tantôt œdémateux, pour arriver sur l'atmosphère rénale et on trouve la pointe du rein de coloration jaunâtre, plongeant dans une cavité granuleuse. Cette pointe présente un petit orifice irrégulier, gros comme une lentille, qui laisse couler par la pression du rein du pus caséeux. Décortication sous-capsulaire assez facile ; l'extrémité supérieure seule est adhérente : peu de sang. Tamponnement de la cavité ; ligature élastique sur le pédicule lié en masse. Le rein extirpé, on isole l'artère et la veine, toutes deux petites, pour les lier séparément à la soie. Lavage au sublimé, gaze iodoformée. Sutures profondes comprenant muscles et peau. Pansement. Durée de l'opération : 50 minutes.

Examen de la pièce. — Le rein gauche, long de 20 centim. 1/2, large de 5 centim. 1/2 et épais de 3 3/4 est lobulé, surtout à son extrémité inférieure jaunâtre. Aux 2 bosselures qui forment cette pointe correspondent 2 cavernes irrégulières, à parois rugueuses, couvertes par places de granulations rouge grisâtre. Pus épais, jaune avec quelques flocons. Vers la face antérieure d'aspect granuleux, deux cavernes à parois peu épaisses, à surface lisse, pleines de liquide urineux et grosses comme des noisettes. Près du hile, lambeaux graisseux très chargés de tissu conjonctif cicatriciel. Deux pyramides restent intactes : les autres sont converties en masses caséeuses et en poches purulentes. La couche corticale a environ 7 millim. d'épaisseur; elle est tantôt rouge, tantôt jaunâtre et parsemée vers le haut de petits foyers purulents.

Suites. — Pas de collapsus, pas de fièvre; 850 gr. d'urine le 1er jour : elle est acide et albumineuse; leucocytes, épithélium vésical, ni hématies, ni cylindres. Le 5 juillet, plus trace de sang. La quantité d'urine augmente progressivement jusqu'à 1500 gr. le 15 juillet. Les 4 premiers jours on fait le pansement et diminue chaque fois le tampon de gaze iodoformée, on le retire complètement le 5e jour pour le remplacer par un drain; lavage de la poche au sublimé à 1/5000. Le 25 juillet on sectionne la ligature du pédicule et retire le drain pour le remplacer par une mèche de gaze. Le 28 juillet, le malade se lève avec un bandage muni de pelote; il commence à reprendre après avoir maigri de 8 kilogr. dans les premiers jours après l'opération. Exéat le 13 août avec une petite fistule qui suppure encore; il part à Baden-Baden où la fistule se ferme bientôt. Il reprend rapidement et se marie en juillet 1889.

Obs. 67. — *Guérison.* Kuester. *Soc. méd. de Berlin*, 24 octobre 1888. — F..., 22 ans. Urines purulentes avec bacilles. Douleurs lombaires à gauche irradiées le long de l'uretère : rien à droite. Néphrectomie. Octobre 1888. Rein tuberculeux ; lésions dans la substance corticale, noyaux en partie caséifiés; on en trouve d'autres dans le reste du parenchyme et dans le bassinet.

Obs. 68. — *Guérison.* Madelung. *Archiv. für klin. Chir.*, XLI, p. 269. — F..., 32 ans, père vit encore, mère morte tabétique. Elle a eu à 28 ans une pleurésie légère. En novembre 1887, diarrhée, vomissements, doit s'aliter pendant un mois ; elle se trouve alors une tumeur dans le côté gauche, tumeur dure, grosse comme le poing, assez douloureuse, en même temps fréquence et douleur de la miction : urines troubles, avec dépôt. Rapidement état général grave : pas d'appétit, amaigrissement ; pendant ce temps tumeur et douleurs augmentent.

Elle entre le 3 octobre 1888. Elle est pâle, pèse 99 livres. Le soir fièvre.

On trouve dans la région rénale gauche une tumeur dure, immobile, du volume d'une tête d'enfant, lisse, fluctuante. L'intestin passe devant. Urines alcalines, très purulentes : beaucoup d'albumine. Au microscope : corpuscules du pus et bactéries, avec quelques bacilles. Quantité : 1 litre à 1 litre 820 c. c.

Opération, 12 octobre. — Incision partant du rebord costal se dirigeant obliquement en bas et en avant vers l'os iliaque; capsule très épaissie; dans les tentatives de décortication le péritoine se déchire en deux endroits : réunion immédiate au catgut. Enucléation laborieuse : le rein se déchire, laissant s'écouler du pus caséeux, sans odeur. Ligature du hile à la soie forte; uretèr et vaisseaux liés séparément, le pédicule et l'épaisse capsule du rein sont grattés à la curette. Réunion partielle de l'incision, tamponnement de la cavité avec de la gaze iodoformée. L'opération à duré 1 h. 15 minutes.

Le rein a le double de son volume normal : il a l'aspect d'une poche bosselée, fluctuante, formée de six cavernes du volume d'une noisette remplies de matière caséeuse et qui ne communiquent avec le bassinet que par d'étroites fistules. Couche corticale peu épaissie : il ne reste que très peu de parenchyme rénal pouvant encore fonctionner.

Suites. — Normales. On retire le tamponnement le 18 octobre ; suture secondaire après mise en place de deux drains. Températures : 39°,2 le 13 octobre, 38°,5 le 17 et 38°,2 le 18 ; à part cela toujours normales même le soir. Le lendemain de l'opération 320 c. c. d'urine, le 14, 510 gr. ; puis la quantité augmente lentement pour atteindre 1 litre le 25, un litre 800 gr. le 30 et 2 litres le 15 novembre, date de la sortie ; la malade se levait depuis le 3. A sa sortie elle avait un excellent état général, bon appétit, dormait bien. Elle avait déjà engraissé. La plaie granulait bien : la fistule donnait peu de chose.

Elle revient le 15 décembre 1888. Depuis sa sortie elle était absolument bien, urinant toutes les 3 ou 4 heures seulement sans douleur (urine presque normale) et reprenait des forces, la fistule persistait sécrétant peu de chose. Il y a 8 jours, tuméfaction douloureuse subite au niveau de l'angle inférieur de la plaie cicatrisée ; son médecin lui fait une incision et évacue 2 cuillerées de pus, elle est à nouveau soulagée quand il y a 3 jours se montre à la cuisse gauche une grosseur qui augmente rapidement : elle souffre un peu de la jambe gauche sans que l'état général s'en ressente. Pas d'albumine dans l'urine. A l'angle inférieur de la cicatrice existe une fistule qui donne une très petite quantité de pus. Tuméfaction considérable de la région hypogastrique gauche et de toute la cuisse, il y a thrombose de la veine fémorale. Une incision profonde faite à la cuisse ne donne pas issue à une goutte de pus. La malade reste couchée, sans fièvre ; elle sort le 25 janvier 1889 en très bonne santé.

Le 1er mars 1889 le drain est retiré. En mai il y avait un très léger dépôt, purulent dans l'urine. Les fistules ne se fermèrent complètement qu'en fin décembre 1889, à cette date la malade pesait 145 livres. En avril 1890 j'ai reçu de ses nouvelles ; elle me dit : « Je me sens très bien, j'ai très bon appétit et aucune douleur. Je fais tous mes travaux de ménage. Je pèse 150 livres ».

Obs. 69. — *Guérison.* Madelung. *Loc. cit.*, p. 271. — Institutrice de Rostock : 38 ans, non mariée. Père mort d'une affection rénale et la mère de pneumonie. Elle a toujours été maladive. Il y a 4 ans, se forma au niveau de ses 2e et 3e côtes du côté gauche, en avant, avec fièvre, une tuméfaction douloureuse qui augmenta pendant un mois pour atteindre le volume d'un œuf et qui fut incisé 21 mois après, le 2 septembre 1886. C'était un abcès, depuis elle conserve une fistule. Au printemps 1887 son état général se prend. Au cours de l'été elle éprouve dans le ventre des douleurs déchirantes et commence à avoir de la fréquence de la miction ; ses urines deviennent troubles et fétides. Les douleurs augmentent l'hiver : à la fin de décembre 1887 elle est cachectique, sans appétit. En 1888, au printemps elle urine toutes les heures : les urines sont purulentes et commencent à devenir fréquemment sanguinolentes. Pendant l'été 1888, les douleurs s'irradient dans la cuisse droite ; elle est sans forces, elle a maigri de 40 livres. En novembre 1888 on trouve sous chloroforme une tumeur au niveau du rein droit ; on diagnostique rein mobile, tuberculeux, de petit volume.

A son entrée le 17 novembre 1888, elle pèse 102 livres ; on trouve à droite, une tumeur du volume du poing, de la forme du rein, très mobile, douloureuse à la pression. La douleur s'irradie dans la jambe droite. On refoule la tumeur vers la fosse lombaire. Urines : 900 à 1200 c.c par jour, alcalines très purulentes, avec une grande quantité d'albumine, et au microscope des corpuscules de pus et de l'épithélium vésical. Pas de bacilles de Koch. Un peu de température : jusqu'à 38° le soir ; jour et nuit miction toutes les heures.

Opération, 20 novembre 1888. — Incision oblique allant de la 11e côte à la crête iliaque. Le rein n'est pas à sa place normale ; en le refoulant par l'abdomen on l'amène cependant au niveau de la plaie ; il est décortiqué. Avant de le sectionner on lie le pédicule à la soie ; forte ligature séparée des vaisseaux et de l'uretère ; très peu de sang. La cavité est bourrée de gaze iodoformée.

Examen de la pièce. — Rein de volume normal. A sa surface, nombreux foyers caséeux ; à la coupe, forte congestion autour des foyers caséeux en communication avec le bassinet ; au milieu du rein, entre autres, deux cavernes sphériques du volume d'une cerise siégeant surtout dans la substance médullaire. Amincissement de la substance corticale au-dessus des foyers ; elle renferme également de nombreux et assez gros abcès miliaires qui font saillie sur la surface de section. Les mêmes nodules, en moins grand nombre, se rencontrent dans la portion du parenchyme qui semble encore en état de pouvoir sécréter, aux extrémités du rein.

Suites. — Léger collapsus d'abord. Les jours suivants rien de particulier. 500 c. c. d'urine le premier jour ; la quantité va rapidement en augmentant, 1 litre 300 c. c. le 8e jour et 2 litres le lendemain ; urines purulentes et non sanglantes : albumine en moins grande quantité. Le pouls reste toujours fréquent, de 130 à 160 jusqu'au 24 novembre. Jusqu'au 23 novembre, pas de température puis légère élévation vespérale, 38° jusqu'à la fin de décembre. Le 28 novembre, on retire le tampon et on fait une suture secondaire ; 2 gros drain sont placés dans la plaie. Salol et créosote à l'intérieur.

10 décembre. Miction toutes les heures ; urines moins purulentes. 14 décembre, un peu de sang dans l'urine depuis quelques jours (2 litres 400 c. c. d'urine). Etat général assez bon ; quelques douleurs dans le côté gauche du ventre. 10 décembre, diminution des drains ; la malade se lève. La plaie se cicatrise. Presque plus d'albumine dans l'urine. La malade sort le 12 janvier 1889.

En 1889, la malade engraisse ; en décembre, elle pèse 130 livres : jusqu'au milieu de l'été 1889, elle continua à avoir de temps en temps un peu de sang dans les urines ; ces hématuries étaient très légères et ne duraient guère qu'une journée. Longtemps aussi l'urine resta un peu trouble ; la miction n'était plus douloureuse, mais assez souvent douleurs irradiées de la région rénale gauche à la cuisse gauche. Cicatrisation complète à la fin de juillet 1889. Actuellement, en août 1890, elle est très bien. Elle est grasse; les douleurs qu'elle accuse sont de nature hystérique ; rien du côté des voies urinaires. La fistule costale reste ouverte.

Obs. 70. — *Guérison.* W. Mac Cormac. *Lancet*, 8 février 1890. — F..., 27 ans. Toujours mal portante. Depuis 4 ans, crises douloureuses dans les régions rénale et iliaque droites, accompagnées de nausées. Aggravation dans ces derniers temps, on la traite successivement pour de l'obstruction fécale et de l'ovarite. 1er symptôme vésical date de 4 mois, hématurie au cours d'une crise, ce qui attire l'attention sur le rein. L'hématurie cesse au bout de quelques jours, et l'urine reste purulente. Au bout de 2 mois et demi, crise très aiguë, tuméfaction allongée et douloureuse au niveau de l'épine iliaque antérieure et supérieure, la tuméfaction cesse tout à coup et elle urine des caillots de sang. On crut à un calcul.

A son entrée, tumeur rénale droite, urines purulentes, urée en quantité presque normale. Diagnostic : calcul rénal.

Opération, 18 février 1889. — On voit des tubercules à la surface du rein, à son extrémité inférieure fait saillie une caverne. A l'incision, pus caséeux. Néphrectomie facile, sans adhérences. Ligature séparée de l'uretère et des vaisseaux.

Amélioration immédiate : une petite fistule se ferme vite après la chute de la ligature du pédicule. En décembre, elle va très bien.

Le rein était parsemé de tubercules siégeant surtout dans la substance corticale avec prédominance des lésions à l'extrémité inférieure, où, en deux points, les pyramides sont atteintes. Rien dans le bassinet ni l'uretère. Au microscope, la nature tuberculeuse de la lésion fut confirmée.

Obs. 71. — *Guérison.* Kuester. *Berl. klin. Woch.*, n° 24, 1890. — F..., 25 ans. Début, 2 mois. Vessie saine. Urines avec bacilles. Guérison rapide, maintenue au bout de 1 an 1/2.

Obs. 72. — *Guérison.* Max Schede, *loc. cit.* (obs. 5). — P. B..., 43 ans. Il était bien portant malgré une uréthrite chronique qu'il portait depuis 19 ans. Son affection actuelle débute il y a 2 ans par de violentes crises douloureuses dans la région rénale droite. Ces crises durent souvent des semaines entières, sans interruption, puis cessent pour pas mal de temps. Elles sont de plus en plus violentes, les douleurs s'irradient de la région du rein jusqu'au testicule et sont accompagnées de vomissements. L'urine d'apparence normale, en général, est parfois sanguinolente ; le malade a pu travailler jusqu'à ce jour tout en maigrissant de 40 livres en un mois. Un peu avant son entrée en médecine, le 3 avril, il a dû cesser ses occupations. Actuellement nous trouvons un individu très amaigri. Adénites inguinale et cervicale légères. Rien de net au cœur, aux poumons, au foie, à la rate. Reins et vessie non sensibles même à une très forte pression. L'urine jaune foncé avec reflets verdâtres renferme de l'albumine et du sang, globules sanguins rouges et blancs et de l'épithélium vésical. Miction toutes les 2 heures ; mais urine très différente aux différentes mictions. Elle est parfois très claire ; en d'autres moments, surtout après les violents accès de douleur, elle contient du sang en assez grande quantité : le plus ordinairement, il n'y en a que des traces. Parfois aussi quelques cylindres et des cellules isolées en raquette. Pas de fièvre. Il passe en chirurgie le 2 mai ; on y cherche d'autres signes par la palpation sous chloroforme. On ne peut sentir que l'extrémité inférieure du rein droit légèrement augmenté de volume : on ne sent pas le gauche, que l'on peut donc, avec sûreté, diagnostiquer sain. Quant au côté droit le diagnostic restait flottant entre calcul et néoplasme. L'état général faisait pencher vers cette seconde hypothèse. Nous nous décidâmes à faire une incision exploratrice, prêt à pratiquer l'extirpation du rein s'il le fallait.

Le 4 mai. *Opération.* — Le rein grossi, en fer à cheval, très adhérent ne peut être mis à découvert qu'après une seconde petite incision perpendiculaire à la première. Le bassinet est très dilaté, on sent une poche dans le rein, pas de pierre dans le bassinet, de solides brides cicatricielles unissent le rein à sa capsule. Le bassinet incisé est exploré avec le doigt : l'uretère est sondé, ces explorations n'indiquent qu'une chose, la liberté de l'uretère. Comme l'état général ne pouvait être attribué qu'à une altération sérieuse du parenchyme rénal, comme il n'y avait ni calcul ni pyélite, la néphrectomie s'imposait. Elle est immédiatement pratiquée, nous trouvons comme anomalie l'existence de deux artères rénales d'égal volume. Suture à la peau de l'uretère très dilaté.

La coupe du rein nous donna raison : grand nombre de granulations miliaires grises manifestement tuberculeuses, comme le prouva le microscope qui montre de nombreux tubercules avec cellules géantes.

Réunion immédiate de l'incision verticale et de la portion antérieure de l'incision transversale. Le reste de la plaie est bourré de gaze iodoformée.

Suites très simples et sans fièvre ; quantité d'urine, 750 gr. le 1er jour, 850 le second, 1200 le troisième et 1 litre 1/2 le quatrième. Le premier jour il y avait encore un peu de sang et d'albumine, à partir du second jour l'urine était et restait limpide et normale. Etat général très vite relevé : à la sortie du malade le 30 juin, la cicatrisation était complète et le poids du corps était déjà augmenté de 20 livres.

OBS. 73. — *Guérison.* ISRAEL. *Deutsch. med. Woch.*, n° 31, 1890. — Femme, 33 ans, sans tuberculose chez ses ascendants, bien portante, à part une cystite attribuée à un refroidissement en 1881, et que des lavages vésicaux font disparaître. En 1887 les symptômes vésicaux réapparaissent et vont en s'accentuant. Bientôt l'état général se prend, anorexie, amaigrissement : en moins de 2 ans, elle perd 22 livres. Pas de coliques rénales ; mais impossibilité de rester couchée sur le côté droit sans souffrir. Nous la voyons en mai 1889, strangurie, miction brûlante, urines pâles, très purulentes, acides, ne s'éclaircissant pas complètement par le dépôt. Pas de polyurie ; jamais on ne trouva de bacilles tuberculeux. Cathétérisme et pression vésicale non douloureux, l'examen endoscopique de la muqueuse vésicale ne dénote rien de plus net que n'avait montré l'examen digital par l'urèthre dilaté. Jamais d'hématurie, même après examen. Rein droit un peu augmenté de volume. Accès fébriles, très irréguliers. Tout traitement local de la vessie ne fait que l'irriter. La purulence de l'urine est très variable ; à certains jours l'urine est presque limpide. Bientôt le volume du rein droit augmente, il devient douloureux, ainsi que la vessie ; dans ces conditions on propose la néphrectomie que refuse la malade ; elle quitte même l'hôpital (juillet) pour y revenir en octobre. État général grave ; elle a maigri encore ; elle ne pèse plus que 102 livres, elle a maintenant perdu 44 livres depuis le commencement de sa maladie. Fièvre vespérale, sueurs nocturnes, diarrhée, douleurs rénales droites très vives, exaspérées au moindre mouvement. Rein devenu très gros, jadis mobile et lisse, il est maintenant absolument immobilisé, et irrégulier, on sent des saillies les unes fermes, les autres ramollies. Rein gauche reste normal, malgré la déchéance générale on a encore 21 gr. 5 d'urée par 24 heures ; l'intervention restait donc indiquée. Le diagnostic était : tuberculose primitive du rein droit.

Néphrectomie, 14 octobre 1889. — Le moignon de l'uretère épaissi est touché au fil de platine.

L'examen de la pièce démontra une pyonéphrose tuberculeuse, bassinet et calices dilatés et couverts d'une membrane friable : dans le parenchyme cavernes multiples de volume varié mais absolument isolées.

Au cours de l'opération le rein s'étant déchiré inonda la plaie de pus tuberculeux. Aussi malgré une réunion par première intention, dut-on, au bout d'un mois, réouvrir la cicatrice ; un foyer tuberculeux s'était formé sous forme de granulations gélatineuses, dans la loge rénale. Le foyer gratté, iodoformé et touché tous les jours à la teinture d'iode ne tarda pas à se fermer. Depuis, guérison complète ; aucun symptôme urinaire ; urines claires sans aucun élément pathologique. Elle a engraissé de 36 livres (novembre 1890).

OBS. 74. — *Guérison*, CZERNY, in E. HERCZEL. *Loc. cit.*, p. 523. — Charles T..., 33 ans, a des antécédents tuberculeux : sa mère et un de ses frères sont morts de tuberculose pulmonaire. A 24 ans, subitement et sans raison, il éprouve des douleurs, dans le côté gauche. Elles duraient 2 ou 3 heures et revenaient toutes les 7 ou 8 heures : avec cela ténesme vésical et nausées. On le soigna successivement pour de l'entérite et des coliques néphrétiques : son état s'améliora, puis 2 ans après, en 1882, les mêmes douleurs réapparurent. Soigné par l'homœopathie, il cessa de souffrir, la même année il contracta la syphilis qui fut traitée par les frictions mercurielles. Au commencement de 1884, il éprouve une douleur vague dans le côté gauche : en septembre de la même année il a de la cystite avec hématuries, le sang se montrait tantôt goutte à goutte, à la fin de la miction, tantôt intimement mêlé à l'urine : parfois enfin il avait des caillots (iodure de potassium, régime lacté, capsules de térébenthine). En 1885, les hématuries deviennent intermittentes ; mais la cystite persiste (sensation de plénitude de la vessie) ; on lui rend des frictions mercurielles : lavages vésicaux. L'état général seul s'améliore un peu. Depuis 1887 et 1888, époques où il fit des saisons à Obersalzbrunn et à Eperjes, il n'eut plus que de courtes hématuries : par contre son état vésical subsista, douleurs, même pendant la nuit. Parfois, surtout au lit, il a la sensation de l'obstruction de son uretère gauche ; pendant ce temps les urines étaient claires. Cette sensation ne disparaissait que quelques heures après qu'il était levé : ses urines devenaient alors très purulentes. Dans ces derniers mois, depuis l'été de 1889, il a de la bronchite, des sueurs nocturnes, de l'élévation de température le soir jusqu'à 39°,4.

A son entrée il est très anémié, c'est un homme de haute taille. Rien à la percussion, ni à l'auscultation de la poitrine : pas de bacilles dans les crachats. A la palpation bimanuelle, on sent à gauche le rein, manifestement gros. Son extrémité inférieure, dure et bosselée, déborde le rebord costal de deux bons travers de doigts : la tumeur ne suit pas manifestement les mouvements respiratoires. Le rein droit déborde à peine, par son extrémité inférieure, lisse, le rebord des côtes. L'urine trouble, acide, devient claire quand on la filtre : elle renferme de l'albumine en quantité moyenne. Il y en a de 1 à 2 litres par jour. Elle contient par 24 heures de 26 à 30 gr. d'urée; corpuscules de pus, pas de sang, pas d'épithélium, pas de bacilles tuberculeux. Diagnostic : pyonéphrose tuberculeuse.

Opération, 28 novembre 1889. — Incision lombaire de 20 cent., oblique jusqu'au bord externe du muscle droit. L'atmosphère graisseuse ne se laissant que difficilement décoller du rein est en partie extirpée avec l'organe. Pendant l'extraction du rein, hémorrhagie veineuse assez forte au niveau du hile : la compression avec une éponge la fait cesser. En examinant la plaie on trouve une déchirure du péritoine, longue de 5 à 6 cent. près du psoas iliaque. Pendant qu'on la suture, la piqûre produit sur le feuillet interne du péritoine une assez forte hémorrhagie veineuse. On parvient non sans peine, à l'arrêter avec une ligature. La plaie est bourrée de gaze iodoformée. Sutures musculaires au catgut. Sutures cutanées à la soie.

Examen de la pièce. — Le rein vidé du pus qu'il renferme, mesure 12 cent. de long sur 7 de large et 6 d'épaisseur, rein tuberculeux. Toutes les pyramides, jusque dans les calices sont transformées en abcès dont le volume varie entre celui d'une noisette jusqu'à celui d'un œuf de poule : il ne reste du parenchyme rénal qu'un peu de substance corticale, épaisse d'un quart à un demi centimètre. Le pus est très épais et d'odeur aigrelette. Du pus caséeux tapisse partout la surface des cavernes. Il s'écoule du bassinet, un peu d'urine pas trop purulente.

Suites. — Pas de collapsus : presque pas de réaction : les 8 premiers jours seulement un peu de température le soir, jusqu'à 38°,2. Le 29 décembre, il urinait déjà 1 litre 130 gr. ; plus tard la quantité s'élève : 1 litre 700 gr. et même 2 litres 500. Quantité infinitésimale d'albumine. De temps en temps un peu de sang. Pansement fait tous les 2 ou 3 jours : on diminue la mèche de gaze ; on la supprime sans accident le 11e jour. Il se lève le 23 décembre. Le 10 janvier 1890 la ligature élastique tombe avec le pédicule. Sorti le 20 janvier, avec 2 fistules en voie de cicatrisation, le malade a engraissé de 11 livres pendant sa convalescence.

Obs. 75. — *Guérison.* — Max Schede. *Loc. cit.* (obs. 6). — J. W..., 20 ans, jadis bien portant, maigrit depuis 6 mois, se sent malade et se plaint de sensations de brûlures le long de l'urèthre, surtout pendant la miction ; sensation douloureuse qui ne disparait jamais complètement et s'irradie jusque dans le rein droit, en plus fréquence de la miction, pas d'appétit. L'urine très trouble, acide, renferme pas mal d'albumine. Le rein droit est gros et douloureux au toucher. Ni pierre, ni tumeur dans la vessie, qui est douloureuse à la pression, Augmentation du murmure vésiculaire aux deux poumons, avec quelques gros râles disséminés. L'examen de l'urine montre de nombreux corpuscules de pus, des cellules épithéliales de la vessie. On ne trouve jamais de bacilles. Température normale. Dans ces conditions le diagnostic porté est simplement cystite et pyélite ; la quantité d'urine par jour oscille entre 2 et 3 litres. Régine lacté ; lavages vésicaux, deux fois par jour, à la solution boriquée ou salicylée. Une sonde à demeure est laissée dans la vessie : la purulence de l'urine diminue, mais la température augmente : la fièvre nous fait renoncer au maintien de cette sonde. Actuellement la température redevient normale, la purulence de l'urine augmente ; le rein grossit. Comme on ne trouve toujours pas de bacilles, on inocule deux cobayes le 24 septembre (une seringue de Pravaz dans le péritoine).

7 janvier. Comme le malade dépérissait de jour en jour (sueurs nocturnes, frissons répétés), comme son rein grossissait toujours, nous crûmes ne devoir pas indéfiniment attendre le résultat des inoculations (résultat plus tard positif). Tout en penchant pour la tuberculose du rein et de la vessie, l'absence de bacilles dans les préparations nous forçait à songer quand même à une simple pyonéphrose. En présence de la cystite certaine, on devait aussi se dire que, dans le cas où le rein serait tuberculeux, la vessie et l'urèthre le seraient aussi et que la néphrectomie ne donnerait pas grand résultat. Toutefois les testicules et les vésicules séminales étaient sains.

La *néphrectomie* se fit sans grande difficulté : cependant la ligature des vaisseaux du hile exigea de grandes précautions en raison de leur brièveté. Le rein avait au moins quadruplé de volume : au cours de son isolement on avait constaté à sa surface un certain nombre de granulations grises miliaires. Le bassinet très dilaté est fluctuant : il est rempli d'urine fétide, floconneuse, renfermant des masses brunâtres. Après section du hile on voit l'uretère très dilaté : sa muqueuse est ulcérée : suture de ce conduit à la peau. La coupe du rein montre une tuberculose type : bassinet dilaté et ulcéré ; calices couverts d'ulcérations irrégulières et festonnées ; cavernes tuberculeuses remplissant le rein.

Les 2 premiers jours, l'urine assez abondante (650 et 800 grammes) contenait de nombreux globules rouges, mais pas de cylindres ; puis le sang disparut et on ne trouva plus que quelques globules blancs. A partir du 15 janvier toujours au moins 1500 gr. d'urine. Dans la seconde quinzaine de février, le malade urina à nouveau de 2 litres 1/2 à 3 litres par jour. État général vite relevé, pas de fièvre, de 36°,2 à 37° le matin avec 37°,1 le soir. L'appétit reparait, les sueurs nocturnes cessent ; on ne trouve plus rien aux poumons. Le 20 février, il était très bien et ne conservait que de la cuisson pendant la miction, avec des urines purulentes. Il a engraissé de 13 livres dans les 5 semaines qui suivirent l'opération. Il sort au commencement de mars aussi bien que possible. Il continue à uriner abondamment, guère plus de 2400 gr. Après sa sortie, il continue à engraisser encore de 2 kilogr., puis il maigrit de 3 kilogr. et reste à ce poids. En août, urine très purulente ; la polyurie a disparu. On constate à l'endoscope des petits points hémorrhagiques sur la muqueuse vésicale et une ulcération tuberculeuse assez étendue au niveau du col.

Obs. 76. — *Mort.* Madelung. *Loc. cit.*, p. 273. — 25 ans; la mère morte tuberculeuse. A l'âge de 8 ans, scarlatine compliquée de néphrite : elle garde 5 semaines le lit. Avant son mariage, elle souffrait déjà d'une pyélite chronique gauche, on aurait constaté dans l'hypochondre gauche une tumeur dont le volume variait selon les jours; elle souffrait de coliques, dysurie. Mariée à 19 ans, elle fait un avortement à 6 mois en mai 1886. En 1887, couches normales; pendant sa grossesse, douleurs vésicales. Les douleurs disparaissent après l'accouchement ; elle nourrit son enfant pendant 4 mois, puis les douleurs réapparaissent. Depuis 1888, on la traita sans succès pour une cystite. Je la vois pour la première fois en juillet 1889 : urines très purulentes, sans bacilles, rein gauche mobile, peu volumineux, très douloureux à la palpation. Je vois la malade pendant 15 jours sans trouver de variation de volume du côté de son rein gauche ; comme elle se plaignait parfois aussi de la région rénale droite, je ne pus me décider à intervenir malgré la violence des douleurs et ma croyance à de la tuberculose rénale. Elle retourna chez elle ; bientôt elle se trouva mieux. En novembre 1889, bronchite avec un peu de matité au sommet gauche. Au commencement de décembre, les violentes crises de coliques se reproduisent avec fièvre. Plusieurs fois on sentit le rein augmenté de volume pendant quelques heures. Amaigrissement ; morphine. Le 21 décembre, je vois la malade dans un état grave avec un gros rein gauche, les douleurs et la fièvre m'empêchent de la faire transporter immédiatement à Rostock et je ne peux me décider à pratiquer la néphrectomie dans une campagne perdue. D'un autre côté, la néphrotomie ne me semblait pas pouvoir donner de résultat. Enfin le 11 janvier 1891, la malade fortement morphinisée peut être transportée. Pendant les 3 jours qui précèdent l'opération, elle ne rend que de 4 à 500 c.c. d'urines, renfermant de nombreux bacilles ; 4 centigrammes de morphine par 24 heures n'amènent aucun soulagement dans les douleurs.

Opérée le 18 janvier 1890. — Au cours de la décortication du rein d'avec sa capsule, le parenchyme rénal se déchire et pas mal de pus caséeux se vide : ligature sur le pédicule ; cette ligature tombe au moment de la section ; on saisit immédiatement les vaisseaux qu'on lie isolément, suture de l'uretère ; extirpation de tous les débris du rein. Tamponnement à la gaze iodoformée : suture cutanée.

Examen du rein.— Malgré la quantité de pus écoulé, le rein a encore un tiers en plus de son volume normal : il est légèrement comprimé au niveau du hile. Points hémorrhagiques à la surface : fluctuation en un point ; à ce niveau, substance corticale n'a pas plus de 1 millimètre d'épaisseur : le tissu du rein est converti en cavernes caséeuses. Un tiers environ du rein semble encore à peu près normal.

Suites. — Très simples; jamais de température; le lendemain aucune douleur : on cesse la morphine. L'urine des 3 premiers jours fut de 500, 400 et 840 c.c. Le 21 janvier, il y avait déjà 1 litre 360 gr. Peu de pus, et bientôt plus du tout. Pas de bacilles tuberculeux. Le 25 janvier, on retire les sutures de la peau ; le 2 février on supprime le tampon Pas de sutures secondaires. Le 2 février, la malade se lève et sort le 18 avec une mine splendide et pas la moindre douleur. Elle avait gagné 4 à 5 livres par semaine. Le 4 mars elle m'écrit : « Je ne puis vous dire combien je vous suis reconnaissante ; car il y a des années que je ne me suis trouvée aussi bien que maintenant ; c'est un tel bien être de ne ressentir aucune douleur au moindre mouvement! La semaine dernière j'ai encore augmenté de 4 livres ; je dors bien, j'ai 36°,9 ou 37° le matin, 37°,6 ou 37°,7 le soir; l'urine ordinairement claire est parfois un peu trouble : j'urine de 1 litre à 1 litre 1/4 par jour, toutes les 3 heures le jour, toutes les 2 heures la nuit ».

A la fin de mars sa toux augmente, et elle urine moins. A la fin d'avril, violentes douleurs à la base de la poitrine à droite ; fièvre, douleurs vésicales : la quantité d'urine tomba à un demi litre. Je la vis le 11 mai 1890, sa plaie est cicatrisée à part un petit point granuleux gros comme une tête d'épingle, sans fistule. Je sentis le rein droit irrégulier et douloureux, miction douloureuse toutes les heures, plusieurs fois par jour violentes crises vésicales. Au toucher vaginal la paroi vésicale est très sensible. Urines très purulentes. Le poumon gauche est très pris. Température élevée, jusqu'au-dessus de 39° le soir.

Le rein droit est certainement tuberculeux comme le poumon. La malade mourut le 4 septembre 1890, 8 mois après la néphrectomie, ayant présenté dans les derniers temps des signes de tuberculose surtout pulmonaire et intestinale.

Obs. 77. — *Guérison* (Inédite). Obligeamment communiquée par M. Duret (de Lille). — G. C..., 24 ans, a toujours été bien réglée ; un enfant à l'âge de 22 ans, menstruée malgré son allaitement. Pas d'antécédents morbides héréditaires. Il y a un an, pour la première fois, elle éprouva des douleurs en urinant avec ténesme très prononcé, urines troubles, et quelques gouttes de sang à la fin de la miction. Il y a un an, contre ces symptômes, on lui fit dans la vessie deux injections de nitrate d'argent qui l'améliorèrent. Il y a 6 semaines environ, elle commença à ressentir une douleur dans le flanc gauche, douleur s'accompagnant de fièvre et d'amaigrissement Elle remarqua en même temps une tumeur dans la même région, elle se contenta de rester au lit, puis entra à l'hôpital.

Dans l'hypochondre gauche, une tumeur du volume d'une tête de fœtus à terme. Celle-ci est bien limitée, descend jusqu'à un travers de doigt de la crête iliaque : on peut la saisir à pleines mains et lui imprimer des mouvements de latéralité ; elle présente des bosselures, est rénitente, bien que d'une dureté assez notable. La percussion montre qu'une grosse anse intestinale (le côlon descendant) passe en avant d'elle. La région lombaire semble remplie, distendue : la malade étant couchée sur le flanc opposé, si on applique une main en avant, l'autre en arrière, on constate la présence d'une masse qui la comble, surtout si on vient à la refouler en arrière. La température, présente de grandes oscillations. Urines, sans pus, ni albumine, 4 à 500 gr. par 24 heures, chargées d'urates. Pendant les quelques jours qui précédèrent l'intervention la malade eut de la diarrhée.

L'*opération* fut pratiquée de la manière suivante : décubitus sur le côté opposé, un coussin sous le flanc. On fait une incision de 12 cent. a convexité inféro-postérieure, commençant au-dessous des fausses côtes et aboutissant à la crête iliaque. La partie moyenne de l'incision correspond au bord externe de la masse sacro-lombaire. On aperçoit dans la région rénale une membrane ou coque fibreuse, saignante, tendue, fluctuante. On fait dans la poche une ponction avec le trocart n° 3 de l'appareil Potain ; le pus apparaît, mais ne s'écoule pas. M. Duret débride alors largement la poche au thermo-cautère ; il s'écoule un litre d'un pus jaune grisâtre, strié de sang, de consistance colloïde, et d'odeur infecte. Le doigt, introduit dans la poche, y découvre des brides membraneuses, très développées, traversant la cavité qui mesure environ 15 cent. dans un sens et 60 dans l'autre.

Le rein est senti très loin en avant, sous la paroi abdominale. La poche, vidée de son pus, est lavée. On y introduit plusieurs drains.

La température vespérale, qui était ordinairement de 40°, s'élève seulement à 39° le soir de l'opération. La malade, soulagée, est calme. Pendant les jours qui suivirent, les urines furent examinées à plusieurs reprises ; jamais d'albumine, seulement des urates. Après quelques rémissions à 38°, la température remonte à 40° et s'y maintient malgré les pansements journaliers : il semblait y avoir rétention ou un autre foyer non évacué. En comprimant la tumeur qui avait alors le volume du poing, on faisait sourdre quelques gouttes de pus de mauvais odeur semblable au pus primitif. L'incision cutanée se rétracte et ne laisse passer le doigt qu'avec peine ; celui-ci d'ailleurs ne pouvait atteindre le fond de la poche.

L'état général, très bon au début, décline : bientôt la malade ne mange plus. Lors de la première opération on avait trouvé à la partie inférieure du rein un point suspect, et conclu à la possibilité d'une caverne tuberculeuse rénale. Le 17 février, M. Duret agrandit la plaie au thermo-cautère, fait le grattage de la poche à la curette et enlève de véritables blocs caséeux en même temps qu'il s'échappait des flots de pus fétide et visqueux ; puis, le doigt introduit, les brides réséquées, les cloisons éventrées, de manière à faire une seule cavité, il extirpe de la paroi de la poche huit à dix ganglions ovalaires, du volume d'une noix, absolument caséeux. Les brides et les cloisons étaient des débris de la charpente du rein, mou et friable, parsemé de cavités pleines de pus, à odeur urineuse. Après nettoyage de ces arrières-cavités, le rein semble réduit à une coque rigide d'un ou deux centimètres d'épaisseur. On cautérise vigoureusement les parois au thermo-cautère.

La cavité est bourrée de gaze iodoformée. Le soir de l'opération et le lendemain la température s'éleva à 38°,5. Lavements toniques. Pansement chaque jour. 800 gr. d'urine. Les jours suivants la température monte encore à 39°. On fait deux fois par jour des lavages à la créoline, puis des injections iodées.

C'est seulement vers le 10 mars que la fièvre tomba un peu. On retire les drains le 20 mars. L'amélioration se fait peu à peu et la malade quitte l'hôpital vers le milieu d'avril, complètement guérie. Nous l'avons revue un an après : sa santé est florissante. On peut la considérer comme radicalement guérie.

OBS. 78. — *Guérison*. MADELUNG, *loc. cit.*, p. 75. — Femme, 32 ans, dont le père est mort à 57 ans, d'une affection pulmonaire chronique. A 18 ans elle a subi une opération nécessitée probablement, par une imperforation du col. A 20 ans accouchement au forceps : à 24 ans douleurs persistantes dans le ventre. Il y a 3 ans, rarement depuis, elle eut des hématuries, puis dans ces dernier temps de la douleur à la miction ; jusqu'à ces dernières semaines elle put continuer à travailler : depuis peu, miction fréquente la nuit, toutes les heures ; plus fréquente encore le jour. Voilà 2 mois qu'elle a constaté une dureté au niveau du rein droit.

A son entrée, le 15 mars 1890, elle est très anémiée, amaigrie, et présente sous le rebord costal droit une tumeur bosselée de la forme du rein séparée de la zone de matité hépatique par une énorme bandelette sonore : cette tumeur est très ferme et douloureuse. Hématies dans l'urine, pas d'éléments néoplasiques, ni de bacilles, 900 à 1050 c. c. d'urines par jour. T. s., 38° à 39°,4. Je crus à un néoplasme et non à de la tuberculose rénale.

Opération, 21 mars 1890. — Le rein mis à nu, le péritoine très mince se déchire sur une longueur de 10 centim. environ : suture au catgut. Pendant la décortication, le rein se déchire à son tour et donne issue à du pus caséeux. On trouve aussi et on ouvre un assez gros abcès périnéphrétique siégeant au milieu des muscles lombaires.

Examen de la pièce. — Le rein ressemble, vu par sa convexité, à une poire aplatie et bosselée : la plupart de ses bosselures dépendent du bassinet. La substance corticale est réduite à la minceur d'une feuille de papier ; contenu des cavernes caséeux plus sec et d'un jaune foncé dans les cavernes qui sont restées isolées, plus mou, plus limpide et jaune verdâtre dans celles qui se sont ouvertes dans le bassinet. Autour de la caverne principale le tissu du rein est infiltré de tubercules dans lesquels on rencontre quelques bacilles.

Suites. — Simples. T. s. le lendemain 38°,8, sans aucun symptôme. Quantités d'urine : 710 c. c. le 22 ; 820 le 23 ; 960 le 24 ; 1 litre le 25 et 1 litre 200 gr. le 29. Jusqu'au 10 avril, sang dans l'urine : le 25 mars on y trouva quelques cylindres granuleux ; le rein gauche est donc malade. Le 30 mars on retire une partie de tampon. Bon état général en mai, à part un peu de température le soir, de temps en temps ; elle engraisse. Plaie presque cicatrisée. Urines : par jour 1 litre 300 ; pas de sang, mais encore du pus. Miction sans douleur. La guérison complète est très problématique. La malade sort cicatrisée le 26 juin : pas de fièvre. Un litre d'urine. Nous la revoyons le 10 octobre 1890, 5 mois 1/2 après l'opération : état général excellent. Elle peut faire son ménage, elle urine 3 fois le jour, 3 ou 4 fois la nuit, sans douleur, à part pendant la période menstruelle, qui revient très régulièrement depuis sa sortie. L'urine reste légèrement purulente et parfois encore un peu sanguinolente, surtout après la défécation.

On ne sent pas le rein gauche; mais elle éprouve parfois de ce côté de légers tiraillements.

Obs. 79. — *Guérison avec fistule.* Fr. Ris. *Loc. cit.* — P..., 31 ans. Père mort tuberculeux ; la mère en couches. 4 frères et sœurs bien portants. Elle a eu 3 enfants : l'un deux est mort de méningite, les 2 autres se portent bien. Jusqu'en 1886, elle n'a jamais été malade ; à cette époque, après un fort refroidissement, cystite, fréquence et douleur de la miction ; douleurs rayonnantes dans la région lombaire gauche. Urine épaisse, trouble, avec caillots sanguins et lambeaux blanchâtres, souvent teintée de sang. Des lavages vésicaux ne donnent pas d'amélioration appréciable, ce qui décide la malade à venir à la clinique de gynécologie ; elle y reste 11 semaines et retourne se faire soigner par son médecin qui fit le curettage vésical avec une cuiller tranchante et cautérisa la muqueuse au nitrate d'argent.

Elle fut améliorée pour quelque temps. A la fin d'août 1890, les douleurs lancinantes reparurent dans le rein gauche. 8 jours après la malade prétend avoir senti une tumeur très dure, grosse comme un œuf de poule, qui ne fit qu'augmenter et bientôt se déplacer en avant. Un jour elle est prise de coliques très violentes : le médecin constate un rein mobile et lui fait porter un bandage de corps. Depuis avril, le rein n'est plus réductible. La miction reste fréquente, l'urine est tantôt limpide, tantôt très trouble. La malade n'a remarqué aucun rapport entre les douleurs vésicales et la constitution de l'urine. Dans ces derniers temps, douleurs rénales de plus en plus vives ; souvent œdème des jambes ; parfois frissons, fièvre et vomissements. 15 jours avant son entrée la région du rein est devenue sensible à la pression. Femme de taille moyenne, bien constituée ; température élevée que le soir, œdème des 2 jambes ; au sommet gauche quelques râles crépitants, au sommet droit quelques râles ronflants.

Météorisme. Vergetures anciennes sur l'abdomen ; partout sensibilité. A la vue on constate 2 voussures qui font saillie sur le côté gauche du ventre et sont très sensibles à la pression. Percussion : matité entre le rebord costal et la crête iliaque, allant du rachis à trois travers de doigt à gauche de la ligne blanche. Palpation : grosse tumeur, assez résistante, profondément fluctuante, à surface lisse, présentant une légère mobilité. La main peut glisser entre la tumeur et le rebord costal gauche, de même en bas dans la fosse iliaque. On délimite très bien la tumeur. Au toucher aucun rapport entre elle et les organes génitaux.

En insufflant le gros intestin par le rectum on gonfle très distinctement le côlon descendant au niveau du prolongement de la ligne mamillaire. 1 litre à 1 litre 300 c. c. d'urine, acide, albumineuse. Nombreux globules de pus et un peu d'épithélium pavimenteux. Diagnostic : pyonéphrose tuberculeuse gauche.

Opération, 24 juin 1890. — Durée de l'opération : 1 h. 1/2.

Incision jusqu'à la tumeur dont la surface antérieure adhère entièrement à un repli du péritoine. Pendant les tentatives de décollement de la capsule du rein d'avec le péritoine, une assez grande quantité de pus épais, non fétide, jaillit du fond de l'espace rétro-péritonéal et rétro-rénal ; on réussit en prenant de grandes précautions à séparer le péritoine de la capsule du rein sans qu'on ait à l'ouvrir.

En un point fluctuant on ouvre la capsule graisseuse du rein, pas mal de pus s'écoule. Par cette incision le doigt arrive sur le rein : il est parsemé d'abcès ; une partie de son parenchyme est caséeux.

Décortication sous-capsulaire du rein : de fortes adhérences font qu'une partie de la capsule reste sur le rein et est enlevée; le hile saisi avec les pinces de Billroth est lié en 2 fois par une double ligature de soie passée en son milieu. Pendant qu'on fait cette ligature le pouls faiblit subitement et reste filiforme pendant quelques minutes.

Suites : 25 juin. Vomissements répétés. Urine des 24 premières heures, 800 gr., dépôt abondant d'albumine. Le 28. 1er pansement, plaie a bon aspect, encore un peu de température, 600 à 700 gr. d'urine par 24 heures. 3 juillet. Urine sans albumine, 1 litre ; température normale. Réunion par première intention à part au niveau du drain. Le 8 : au soir encore de légères élévations de la température. Depuis quelques jours elle continue à avoir 1 litre d'urine, 2 gr. 288 d'urée pour 100 gr. d'urine. 1er août. L'orifice du drain reste ouvert à l'extrémité postérieure de l'incision. Depuis 15 jours, sécrétion considérablement diminuée, et sans odeur d'urine. État général et appétit bons. Le soir on n'a que de légères élévations de température dues à l'état des poumons.

Obs. 80. — *Guérison*. Fr. Ris. *Loc. cit.*, p. 179. — B. B..., 17 ans, son père a depuis quelques années des signes de tuberculose pulmonaire ; elle-même, dans son enfance a eu deux poussées de pneumonie ; à six ans elle a eu la scarlatine et à la suite une néphrite. Elle a toujours été très faible ; chlorotique depuis la puberté. Il y a 2 ans, elle commence à souffrir de la vessie ; fréquence de la miction. Au commencement de juin 1890, douleurs aiguës en un point limité de la région rénale gauche et ses douleurs vésicales augmentent. L'urine en général trouble redevient souvent claire et transparente; de temps en temps elle est rouge brun foncé. Pas de corrélation entre la limpidité de l'urine et les douleurs. Depuis 3 semaines seulement elle remarque une tumeur dans la région lombaire gauche, tumeur qui va toujours en augmentant. Aucune douleur du côté du rein droit.

Femme de taille moyenne, frêle, pâle. Souvent le soir, fièvre. Poitrine allongée, étroite. Ne tousse pas. Aux deux sommets râles humides. Submatité limitée au sommet droit. Le cœur n'est pas hypertrophié ; souffles systoliques d'anémie. Voussure lombaire très accusée à gauche (volume d'une tête d'enfant) ; peau normale; sensibilité à la pression. Palpation : tumeur très tendue, manifestement fluctuante, allant du rachis presque jusqu'à la ligne mamillaire, un peu mobile. Urines : acides, avec albumine renfermant de nombreux corpuscules purulents, des cylindres rénaux et des cellules épithéliales.

Opération, 16 juillet. — Décubitus latéral droit ; incision lombaire courbe, longue de 15 centim. environ. Une abondante quantité de pus jaunâtre, sans odeur, jaillit de l'atmosphère périrénale. Le rein mis à nu, on découvre une petite fistule par laquelle ne cesse de couler du pus. Le doigt, introduit dans le rein, constate plusieurs abcès ; la néphrectomie était donc indiquée. Décortication lente du rein d'avec sa capsule, pas d'adhérences; ligature double du pédicule ; en plus, ligature séparée des vaisseaux. La pince retirée, l'hémostase est parfaite ; le pédicule se rétracte. On voit en avant de la cavité laissée par l'extirpation du rein, le côlon descendant. Le doigt pénètre profondément en bas dans la fosse iliaque. Désinfection soignée au sublimé ; 2 drains. Sutures. Durée de l'opération : 45 minutes environ. Le rein enlevé, transformé en masses caséeuses. Pas de bacilles dans le pus. L'examen macroscopique du rein n'est pas encore fait.

Suites excellentes ; pas de vomissements ni de céphalalgie. Quantité d'urine pendant les 3 premiers jours oscille par 24 heures entre 1800 et 1900 c. c., acide un peu trouble ; traces d'albumine. Le lendemain de l'opération au soir : T. 37°,9. C'est la seule fois qu'elle monte autant. 26 juillet. Urine 2 litres par 24 heures. Appétit excellent ; état général bon. 30 juillet : on trouve la plaie désunie sur une longueur de 9 centim. ; sécrétion assez abondante sans odeur d'urine. On remplace le drain par une lanière de gaze iodoformée. Le dépôt de l'urine renferme encore des corpuscules de pus et un peu d'épithélium pavimenteux. 4 août, sécrétion modérée ; la plaie bourgeonne bien. Jamais de température, à part le lendemain de l'opération. Toujours peu d'albumine.

OBS. 81. — *Guérison.* W. KOERTE. *Berl. klin. Woch.*, 29 juin 1891, p. 658. — H... Rein gros, douloureux. Urines légèrement purulentes, sans bacilles. Pas de lésions tuberculeuses dans la vessie. Néphrectomie : 16 avril 1891. Cavernes rénales, avec bacilles de Koch dans les parois ; oblitération de l'uretère. Rétabli en juin 1891.

OBS. 82. — *Mort.* Inédite, due à l'obligeance de M. TUFFIER. — 18 ans ; début des accidents il y a un an par des douleurs lombaires du côté droit. En avril 1891, elle est vue par le Dr Merry : œdème des deux membres inférieurs et tumeur dans le flanc droit. Aucun symptôme vésical. Bientôt après fièvre avec élévation vespérale, diagnostic, pyélo-néphrite. En mai ces symptômes persistent ; à son entrée à Beaujon la malade est pâle, très amaigrie, avec bouffissure de la face et légère infiltration des membres inférieurs : type de Brightique. Localement tumeur rénale droite du volume des deux poings : rien à gauche, rien aux autres viscères. Les urines sont troubles, abondantes, toujours sans le moindre symptôme vésical.

Opération, mai 1891. — Néphrectomie droite sous-capsulaire avec la curette, après large incision du rein rempli de foyers caséeux. Gros drain dans la vaste poche. Pas d'hémorrhagie : réunion. Aucune réaction ; mais les accidents urémiques, vomissements, délire, s'accentuent ; urine moins abondante. Mort en une dizaine de jours.

AUTOPSIE. — Rien de malade ne reste du rein droit, l'uretère est épaissi, ulcéré. Rein gauche du volume d'une tête de fœtus. Il est développé en haut, non descendu, a conservé sa place lombaire. Oblitération complète de l'uretère qui forme un cordon fibreux, la tumeur rénale est une hydronéphrose pure : M. Toupet qui a examiné ce rein n'y a trouvé que des bacilles tuberculeux révélés au microscope et par les inoculations. Il a trouvé dans la vessie qui à l'œil nu semblait saine des lésions tuberculeuses dans la couche musculaire sans rien dans la muqueuse.

Obs. 83. — *Guérison*. W. Kœrte. *Berl. klin. Woch.*, p. 658, 29 juin 1891 — F..., 20 ans. Début 3 mois, douleurs rénales à droite avec augmentation de volume et sensibilité à la pression ; urines presque claires renfermant un peu d'albumine, sans bacilles dans le dépôt très peu abondant. La muqueuse vésicale un peu rouge et avec un gonflement velouté à l'embouchure de l'uretère droit. Rein gauche normal, pas de symptômes généraux, ni de tuberculose viscérale.

Néphrectomie droite (fin mai 1891).

Dans le bassinet, granulations grisâtres récentes. Dans le parenchyme rénal plusieurs noyaux miliaires ou en dégénérescence granulo-caséeuse, en plus 2 cavernes du volume d'une noix et d'une noisette ; dans la paroi de ces abcès nombreux bacilles de Kock. La malade va très bien le 3 juin 1891.

Obs. 84. — *Mort*. Due à l'obligeance de M. le Dr Gersuny (de Vienne). Inédite. — E. Th..., femme de 62 ans, souffrant depuis 5 ans de douleurs ischiatiques droites. Fréquence de la miction depuis 4 mois ; urines purulentes.

Depuis 3 mois, tumeur dans la région hypogastrique droite. Au moment de l'opération, cette tumeur arrondie, élastique, occupe presque toute la moitié droite de l'abdomen.

Urines : 850 c. c. par jour, acides, renfermant du pus formant un vaste dépôt dans lequel on trouve des cylindres granuleux. Très nombreux leucocytes.

Néphrectomie, 14 septembre 1891. — Abcès périnéphrétique au milieu duquel on trouve le rein criblé de cavernes. Au bout de quelques jours, diminution de la quantité d'urine. Mort le 2 octobre 1891.

A l'*autopsie*, on trouve de la généralisation tuberculeuse : ulcérations dans la vessie, cavernes dans le rein gauche.

Obs. 85. — *Mort*. Peters. *New-York med. J.*, 1872, et th. Brodeur. — H..., 36 ans. Début : 16 mois. Diagnostic : pyélite calculeuse droite. Opération dure plus de 2 heures ; hémorrhagie. Mort en 36 heures d'urémie.

Obs. 86. — *Guérison*. Mandach. *Corresp. f. schweiz. Aerzte*, 1884, et th. Brodeur. — F..., 30 ans. Résection de la 12e côte gauche. Guérison avec urines claires. Ovariotomie double 2 ans après la néphrectomie.

Obs. 87. — *Mort*. Raffa. *Centr. f. Chir.*, 1881, et th. Brodeur. — F..., 20 ans. Début : 16 mois. Rein droit, gros pédicule, hémorrhagie, fistule persistante. Mort 4 mois après, avec tuberculose pulmonaire et du second rein.

Obs. 88. — *Mort*. O'Reilly. *Brit. med. J.*, 1883, vol. I, et th. Brodeur. — F..., 26 ans. Mort en 40 heures après avoir uriné.

Obs. 89. — *Mort*. Douillet, th. Lyon, 1887. — F..., 25 ans. Manifestations tuberculeuses dans l'enfance. Début : 2 ans. Tumeur gauche. Mort.

Obs. 90. — *Mort*. Ollier (de Lyon). *Rev. de chir.*, 1885, p. 848. — F..., antécédents tuberculeux. Mort en 48 heures ; tuberculose rénale trouvée également à gauche.

Obs. 91. — *Guérison*. Verneuil. *Rev. de chir.*, 1886, p. 122, et th. Brodeur. — F..., 38 ans. Début vésical : 16 mois. Tumeur rénale gauche ; 6 jours après la néphrectomie, dilatation du col contre les douleurs vésicales, amélioration.

M. le professeur Verneuil nous a donné récemment des nouvelles de son opérée qu'il revoit de temps en temps. L'opération date de 6 ans 1/2, la malade va bien, peut travailler, ne souffre plus ; mais a parfois encore les urines un peu troubles et récemment encore on y trouvait des bacilles. Elle prend presque continuellement 0,05 centigr. d'iodoforme par jour.

Obs. 92. — *Guérison*. Lange (de New-York). *Med. News*, 16 janvier 1886, p. 70, et th. Brodeur. — P..., 26 ans. Début vésical en 1880 ; mariée en 1882 et 2 grossesses depuis. Opérée en 1885, du rein droit. Tuberculose?

Obs. 93. — *Mort*. Ch. Monod (de Paris). *Ann. des org. gén.-urin.*, novembre 1889. — F..., 38 ans. Hématuries, pyurie ; tumeur lombaire droite. Antécédents de coliques néphrétiques. Anurie immédiate après la néphrectomie. Mort le 7e jour. Lésions tuberculeuses jeunes dans le rein enlevé, pas d'autopsie.

Obs. 94. — *Guérison*. Maltakowski. *Gaz. Lekarska*, n° 1, 1888, et Schneller. Th. Paris, 1891. — F..., 29 ans. Hématuries, grosse tumeur rénale droite, pyurie, sans bacilles. Guérison avec fistule.

Obs. 95. — *Mort*. Dumur. *Ann. des mal. des org. gén.-urin.*, 1889, p. 373. — F..., 20 ans. Début : quelques mois par cystite. Tumeur lombaire droite avec fluctuation. Suture du côlon déchiré au cours de la néphrectomie, mort rapide. Tuberculose pulmonaire, vésicale, et urétéro-rénale droite.

Obs. 96. — *Guérison*. Labbé. In Coffin. Th. Paris, 1890. — F., 33 ans. Début : 3 ans. Il y a un an abcès périnéphrétique gauche, ouvert et resté fistuleux. Sortie au bout de 3 mois 1/2 avec des urines claires.

Obs. 97. — *Mort*. Dudon (de Bordeaux). *Mém. de la Soc. de méd. et chir. de Bord.*, 1889. — F., 20 ans. Début : 1 an, par symptômes vésicaux. Depuis tumeur lombaire droite devenue tumeur fluctuante. Mort en quelques heures. Tuberculose pulmonaire récente, tuberculose vésicale et urétéro-rénale à droite seulement.

Obs. 98. — *Guérison*. Tuffier, Th. Thomas (obs. XXV), 1891. — F., 48 ans. Symptômes vésicaux depuis 1887, douleurs rénales depuis 1890. Tumeur rénale gauche. Néphrectomie sous-capsulaire en janvier 1891 : rein très adhérent. Pas de drainage. Guérison maintenue en 1892 ; l'inoculation du pus a été positive (renseignement de M. le Dr Tuffier).

Obs. 99. — *Guérison*. Heurteloup. In Répin. *Bull. de la Soc. anat.*, Paris, 15 janvier 1892. — F..., 22 ans. Début : 3 ans 1/2 par symptômes vésicaux. Les 2 reins sont gros surtout le gauche.

Depuis la communication de notre ami Répin la malade continue à aller très bien ; sa fistule s'est fermée ; les urines sont en quantité normale claires ; miction indolente.

Obs. 100. — *Guérison*. Polaillon. *Ann. des mal. des org. gén.-urin.*, 1892, p. 32. — F..., 31 ans. Coxalgie tuberculeuse : lithiasique depuis 6 ans ; depuis, douleurs rénales. Rein tuberculeux, sans calcul.

B. — Abdominales

Obs. 101. — *Guérison*. Martin. *Berl. klin. Woch.*, n° 24, 1890. — F..., 32 ans, sans antécédents. Epouse en 1878 un tuberculeux qui meurt en 1881. Depuis 1879 elle souffre de la région lombaire droite. Aggravation depuis 1881 : T. le soir. Crises rénales précédées de vomissements et suivies d'émission d'urine abondante. En mai 1882, grosse tumeur rénale, mobile, très douloureuse, surtout au moment des crises qui reviennent toutes les après-midi. Rien à gauche. Urines purulentes : *Néphrectomie* le 5 mai. Koch trouve des bacilles dans le rein. Guérison maintenue depuis 8 ans avec urines claires.

Obs. 102. — *Guérison*. Vecchi. *Centr. f. Chir.*, 1883, n° 6, p. 95. — F..., 33 ans, présentant des symptômes depuis 3 ans. Le rein était converti en cavernes à contenu caséeux. (Opérée le 11 décembre 1882.)

Obs. 103. — *Mort*. Jowers. *Lancet*, 1884, p. 13. — F..., de 55 ans. Malade depuis 1 an. Opérée le 19 janvier 1883. On trouve un rein tuberculeux rempli de cavernes. Mort en 46 heures avec fièvre et anurie. Pas d'autopsie.

Obs. 104. — *Mort*. Dandridge. *Cincinnati Lancet and Clinic.*, 1883, p. 571. — F..., 22 ans, opérée le 2 novembre 1883. Rein avec cavernes à parois irrégulières et à contenu épais et d'apparence graisseuse. Mort.

Obs. 105. — *Guérison*. J. K. Thornton. *Trans. of the Royal med. Chir. Soc.*, 1889. — F..., 26 ans. Début 7 ans. Tumeur rénale droite.

4 novembre 1883. Néphrectomie : incision de Langenbuch. Suture de l'uretère à la paroi.

Pas de drainage. Guérison en 10 jours. Depuis, elle s'est mariée, a eu un enfant et se porte très bien en 1889.

Obs. 106. — *Guérison ?* Bantock. *Brit. med. J.*, 1884, p. 1261. — F..., 33 ans, opérée le 21 juin 1884. Rein très gros. Résultat final non indiqué ; mais allait bien le 3e jour.

Obs. 107. — *Guérison*. J. K. Thornton. *Medico-chirurgical Transactions*, LXXII, p. 289. — F..., 48 ans. Incision de Langenbuch (16 octobre

1884) à gauche. Adhérences solides : décortication sous-capsulaire, déchirure du rein, pus mastic ; péritoine protégé, pédicule épais, très dur. Drainage par tube de verre. Guérison maintenue en 1889.

OBS. 108. — *Guérison.* — THORNTON. *Loc. cit.*, p. 289. — F..., 29 ans, urines purulentes depuis plusieurs années, non améliorée par le traitement.

Lui trouvant une petite tumeur entre l'utérus et la vessie, laparotomie et extirpation d'un ovaire adhérent, le 26 janvier 1883 ; les urines restent purulentes, douleur le long de l'uretère gauche. Une nouvelle laparotomie est décidée avec Lister et Barker pour explorer les reins, pratiquée le 1er mars 1886 on trouve le rein gauche pyonéphrosé, l'uretère est dilaté et couvert de petites granulations à aspect tuberculeux.

Néphrectomie. — Suture de l'uretère à la paroi. Pas de drainage. Pendant quelques mois elle conserve des troubles gastriques qui disparaissent après une saison à Ems. Guérison radicale depuis, ni douleur, ni purulence de l'urine.

OBS. 109. — *Mort.* THORNTON. *Loc. cit.*, p. 289. — Femme 39 ans, depuis 4 ans, douleurs prises pour des coliques néphrétiques ; pendant cette période elle a 3 enfants dont 1 né mort, les 2 autres meurent en quelques semaines. Grosse tumeur droite. Douleurs très vives. Diagnostic : Pyélite calculeuse.

Néphrectomie abdominale (incision de Langenbuch) le 17 avril 1886. Adhérences très fortes, on creuse un sillon autour du rein et place une pince courbe de Wells sur les vaisseaux. La malade est très faible. Le rein extirpé et les vaisseaux liés, on retire la pince ; hémorrhagie veineuse très forte. Mort pendant qu'on en cherche la cause.

Les recherches ultérieures montrèrent que les vaisseaux rénaux étaient très adhérents à la veine cave dont une partie de la paroi avait été prise dans la pince. En enlevant le rein on avait sectionné ce morceau de paroi pincé.

OBS. 110. — *Guérison.* J. K. THORNTON. *Loc. cit.*, p. 287. — F..., 48 ans, douleurs lombaires droites et urines purulentes depuis 18 mois. État général grave, incision de Langenbuch (12 janvier 1887). Opération laborieuse, uretère et vaisseaux adhérents. Difficulté pour lier les vaisseaux, impossibilité de reconnaître l'uretère, non lié. Dissection de la veine cave sur une longueur de 5 cent. Uretère enfoui dans tissu scléreux très dur. Drainage, tube de verre.

D'abord fièvre et diarrhée, puis sort guérie au bout d'un mois. Guérison maintenue en 1889.

OBS. 111. — *Mort.* THORNTON. *Loc. cit.*, p. 289. — F.., 42 ans, très cachectique, persuadé que la néphrotomie et le drainage ne feraient que l'aggraver, je lui évacue par ponction une énorme quantité de pus et la renvoie chez elle pour la remonter. Le pus se reproduit vite, sans amélioration de l'état général : il fallait tenter la néphrectomie, à droite (22 juillet 1887). Incision de

Langenbuch. Opération très laborieuse, cavité rénale unique prenant presque tout le rein, fortes adhérences aux vaisseaux, lavage au sublimé 1/2000. Drainage abdominal, tube de verre, drain lombaire par contre-ouverture. Mort d'épuisement le 2e jour.

Obs. 112. — *Rein droit mobile tuberculeux. Mort.* H. Warrington Haward. *Med. Soc. of Lond.*, 22 novembre 1887. — Jeune fille de 16 ans, depuis seize mois, symptômes vésicaux, douleur à la miction, pyurie ; bon état général et rien en dehors des voies urinaires. A droite, gros rein, irrégulier, mobile, remontant sous les côtes ou descendant jusqu'à la fosse iliaque, allant en dedans jusqu'au niveau de l'ombilic, la pression de la tumeur provoque des nausées. Parfois température, rien à la vessie.

Diagnostic : Rein mobile tuberculeux. La malade reste quelques mois soumise à un traitement médical, mais ne fait que s'affaiblir, ce qui décide l'opération. L'incision est faite sur le bord externe du muscle droit. L'uretère épaissi, dilaté, infiltré de granulations est fixé à l'angle inférieur de la plaie. Le rein enlevé est gros, rempli de cavernes à contenu caséeux et purulent. Foyers tuberculeux dans la substance corticale. Hématémèse le second jour et mort en 44 heures.

L'autopsie ne révèle aucune lésion tuberculeuse dans le reste des voies urinaires, ni ailleurs. Le second rein n'est que congestionné.

Obs. 113. — *Guérison.* Thornton. *Loc. cit.* — F..., 34 ans. Invalide depuis longtemps, accidents attribués à une ovarite gauche. Depuis son enfance, elle croyait se sentir une aiguille dans le côté gauche, aggravation après une course à cheval. Urines purulentes depuis quelques mois. Douleurs vésicales et rénales irradiées dans la cuisse. État général mauvais. Tuberculose chez un frère et deux tantes maternelles. Rein gauche non senti. Rein droit un peu gros, non douloureux (hypertrophie compensatrice).

27 mars 1888. *Néphrectomie*, incision de Langenbuch très laborieuse, uretère très adhérent lié très bas, pour le drainer on fait ressortir les ils de sa ligature par la région lombaire pour y passer un drain. L'ovaire gauche adhère à l'uretère. Drainage abdominal, tube de verre qui, comme le drain lombaire, donne pendant quelques jours pas mal de sérosité sanguinolente. La plaie lombaire se cicatrise autour de la ligature de l'uretère. La traction sur ce fil amenant chaque fois une forte crise de coliques néphrétiques, avec troubles généraux, je dus le laisser, il finit par tomber seul. Guérison complète le 4 janvier 1889.

Obs. 114. — *Guérison.* J. K. Thornton. *Loc. cit.* — F..., jeune encore ; rein gauche suppuré et un état de faiblesse si avancé que l'on hésite à intervenir. Lésions douteuses dans le poumon gauche,

Opération. — 7 juillet 1888. Incision de Langenbuch. Opération laborieuse ; difficulté pour isoler et lier le pédicule envahi par un processus fibreux, qui se continue presque sur l'aorte. Uretère épaissi, rempli de pus. Il est lavé avec une solution de sublimé à 1/1000 et fixé à la plaie péritonéale, étant trop court pour être suturé à la plaie cutanée. 2 drains dans la plaie ; un profond contre la paroi lombaire ; un plus court contre l'uretère.

Guérison lente : elle sort guérie en décembre 1888.

Obs. 115. — *Mort.* J. K. Thornton. *Surgery of the Kidneys*, p. 65. — F..., 25 ans. Début : 2 ans 1/2. Ponction lombaire il y a 7 mois : on évacue quelques grammes de pus, peu de temps après les douleurs augmentent, une vaste collection périnéphrétique se forme ; cachexie. Urine de densité normale, avec une quantité d'albumine en rapport avec celle du pus, urates abondants, mais peu d'urée (peu d'appétit, la malade garde le lit).

Opération (1889) laborieuse et longue : abcès périnéphrétique très étendu. Drainage : 2 tubes de verre abdominaux ; contre-ouverture lombaire avec drain. Ça donne peu de pus. Urine d'abord en quantité suffisante ; puis diminution après 24 heures, et alors agitation et vomissements pendant 36 heures, sans température avec pouls de 100 à 120 qui faiblit. Après ces 36 heures on n'a que quelques gouttes d'urine par la sonde. Pouls : 108. 48 heures après l'opération, convulsions, puis coma et mort avec hypothermie, à la 54e heure.

Pas d'autopsie, mais le 2e rein, bien que sain, n'a pu suffire à son excès de travail.

Obs. 116. — *Mort.* (Personnelle. Inédite.) — F...., 23 ans. Mère et une sœur mortes tuberculeuses ; père mal portant. Toujours mal réglée, sans grossesse, elle tousse et maigrit depuis 7 ans sans présenter de symptômes pulmonaires. A 3 ans, accès douloureux dans la fosse iliaque droite, avec constipation : elle doit garder le lit quelques jours. Il y a un an, nouvelles douleurs mal localisées à droite, et depuis elle est presque infirme, souffrant continuellement mais surtout au moment des règles et à la marche. Dans ces derniers jours, aggravation vomissements, diarrhée, fièvre ; elle était depuis 3 jours dans une salle de médecine d'où on la fait passer en chirurgie.

Douleur très vive au niveau de la région lombaire droite, sans rougeur, ni œdème, rendant tout examen impossible. Aucun trouble urinaire. Rien au toucher.

On trouve le 14 mai 1891, sous chloroforme, une tumeur lombaire rénittente, subissant des mouvements de déplacement assez étendus. Quand on la remonte dans la fosse lombaire on a le contact, pas de ballottement. Dans le décubitus latéral gauche, déplacement transversal ; la tumeur dépasse alors l'ombilic de 2 travers de doigt. En bas elle dépasse la ligne de l'ombilic de 3 travers de doigt. Devant elle sonorité intestinale.

Diagnostic : Pyonéphrose. État général très grave, pas d'appétit, T. de 38°,2 à 38°,6. Douleurs vives, vomissements, diarrhée. Il faut attendre quelques jours pour intervenir.

Opération. — 26 mai 1891. État général toujours grave, douleurs un peu moins vives. L'examen de la tumeur sous chloroforme montre que son volume a encore augmenté ; au moment d'opérer, après des manœuvres externes pour examiner le rein, comme on sonde la malade on est étonné de trouver pour la première fois des urines purulentes. Le matin même elles étaient claires. Le volume du rein force à choisir la voie abdominale. Incision médiane de 20 centim. au-dessus et au-dessous de l'ombilic qu'on contourne. Le péritoine ouvert, les anses intestinales protégées et maintenues, on tombe sur la tumeur très saillante, manifestement fluctuante. On voit par transparence l'uretère, sous le péritoine, qu'on incise. Décortication : la tumeur très grosse est ponctionnée en 2 points, on retire chaque fois 250 gr. de pus. Ligature séparée de l'uretère dont on touche le bout inférieur au thermo-cautère. Les vaisseaux du hile sont liés avec un fil de soie. Lavages, sutures péritonéales (procédé de Terrier), musculaires et cutanées. 2 gros drains sont placés dans la fosse lombaire. L'opération a été un peu longue et laborieuse; pouls petit, mais régulier 84 : Extrémités froides. Malgré l'absorption de rhum et de champagne, elle passe la journée sans se plaindre, restant dans un état semi-comateux.

Vomissements. Le soir, 37°; jusqu'au lendemain matin 250 gr. d'urine claire.

L'opérée reste dans le même état le lendemain, s'affaiblissant de plus en plus. Elle meurt le soir (27 mai) après avoir eu 160 gr. d'urine depuis le matin. T. 38°,4 le matin ; 37°,4 le soir.

Examen de la pièce. — Rein gros comme une tête de fœtus : incisé, on trouve une énorme cavité irrégulière avec 3 diverticules principaux, gros chacun comme un œuf de dinde, séparés par des cloisons épaisses et dures, cette cavité ne renferme presque plus de pus : on n'y a pas trouvé de bacilles. La surface interne de la cavité, hérissée de granulations grisâtres d'aspect chagriné présente quelques saillies fibreuses, près de 1 centim. de tissu rénal sépare encore ces poches de la capsule du rein. La cavité est située à la partie moyenne du rein dont les 2 extrémités sont relativement saines. A l'extrémité supérieure existe une petite poche vide, grosse comme une noisette.

La portion moyenne du bassinet est séparée du reste de la grande cavité, et isolée d'elle, par une cloison fibreuse qui ne présente qu'un très petit orifice. Les calices supérieurs et inférieurs débouchent dans le bassinet presque entièrement sain, tandis que les calices moyens répondant au maximum des lésions se rendent dans la portion partiellement oblitérée du bassinet, rupturée sans doute au moment des manœuvres externes faites avant l'opération. Les parois de l'uretère, à peine épaissies, ne sont pas tuberculeuses, le calibre est préalable.

AUTOPSIE. — 38 heures après la mort. Les ligatures tiennent bien, pas de péritonite. Des adhérences, lâches encore, oblitèrent déjà la moitié supérieure de la fosse rénale. Au contraire, la moitié inférieure dans laquelle plongent les drains contient 260 à 300 gr. de liquide sanguinolent sans odeur, non purulent, qui n'a aucune tendance à s'écouler au dehors par les drains. Le pansement était absolument sec. Pas de lésions au rein gauche, légèrement hypertrophié. Vessie saine. Uretère droit : à parois épaisses ; calibre perméable. Aucune lésion tuberculeuse en dehors du rein droit.

Ces lésions tuberculeuses du rein nous ont été révélées plus tard par un examen microscopique, contrôlé par notre ami Noel Hallé.

OBS. 117. — *Rein déplacé tuberculeux. Guérison.* GILL-WYLIE. *Phil. med. Times* XIV, n° 416, p. 114, et in *Rev. Chir.*, 1884. — F., 34 ans. Début : 18 mois par douleurs. Diagnostic : Rein mobile. Pyurie persistante.

Obs. 118. — *Guérison.* Franzalini. *Gaz. med. di Torino*, 5 juin 1885, et in th. Brodeur. — F... Début : 7 mois, tumeur droite.

Obs. 119. — *Rein droit ectropié, tuberculeux. Guérison.* Terrillon. *Ann. des mal. des org. gén. urin.*, 1888. — F..., 30 ans. Début : 7 ans par douleurs, puis tumeur. Aggravation depuis quelques mois.

Rein adhérent : néphrectomie sous-capsulaire par morcellement. Suture de la capsule à la paroi. Allait bien 8 mois après.

III. — **Néphrectomies secondaires.**

Obs. 120. — *Guérison.* G. Elder (de Nottingham). *Lancet*, 7 octobre 1882. — Mme W..., 36 ans : Pas d'antécédents tuberculeux. Elle a eu plusieurs enfants et s'est bien portée jusqu'à il y a 2 ans 1/2. Depuis lors douleurs dans le côté gauche, irradiées dans la jambe, augmentant par la fatigue : urines troubles, peu abondantes. Jamais d'hématuries : frissons, fièvre, sueurs nocturnes, syncopes. Anorexie, émaciation progressive, faiblesse extrême. Depuis peu elle tousse et crache.

A son entrée : urines très ammoniacales, muco-purulentes, avec une énorme quantité de phosphates ; peu abondantes. Les premiers jours en raison de la fatigue du voyage fait pour venir à Nottingham et de la sensibilité du ventre, je me contente d'un traitement sédatif.

Le 10 mai, sous chloroforme, on trouve une tumeur allant de l'épine iliaque A. S. jusqu'à la hauteur du cœur, et étendue transversalement de la colonne vertébrale à 1 cent. à gauche de l'ombilic. Tumeur très saillante en avant et d'une fluctuation manifeste. Tuberculose pulmonaire au sommet droit.

Néphrotomie. — Une énorme quantité de pus caséeux sort du rein converti en 2 grandes cavernes séparées par une cloison friable qu'au cours de l'opération je romps avec les doigts ; je retire de la même façon une masse caséeuse. Le rein descend jusqu'à la crête iliaque : il est partout très adhérent : il saigne ; lavages et tamponnement.

Pas de shock : les douleurs cessent dans la journée, la température tombe de 1° et en quelques jours l'état général s'améliore en même temps que la pyurie diminue. Pas de rétention dans le rein, 3 semaines après, l'état restait stationnaire ; urines purulentes, T. remonte : sueurs nocturnes ne cessent qu'à force de pilocarpine. La malade a à la base droite une poussée de pleuro-pneumonie septique.

Néphrectomie. — Le 20 juin. Prolongement de l'incision lombaire ; seconde incision cruciale. La décortication du rein avec sa capsule est des plus laborieuses en raison des adhérences et de la friabilité du tissu : hémorrhagie assez abondante arrêtée par la spongipressure. Ligature du pédicule en masse à la soie. Cette ligature coupe les tissus très friables du pédicule et on a une hémorrhagie épouvantable. Deux nouvelles ligatures doivent être placées pour arrêter complètement le sang : quelques petits vaisseaux sont liés séparément. Lavages : tamponnement de la plaie dont on rapproche légèrement les lèvres avec quelques sutures.

Shock considérable : Lavements avec thé, bouillon et brandy. Pendant les 2 premiers jours, très petite quantité d'urine : puis la quantité augmente. Dès le début cette urine est claire.

Convalescence rapide : à sa sortie embonpoint notable. Il ne reste qu'une petite fistule lombaire : l'état du poumon est très amélioré.

Obs. 121. — *Guérison*. Czerny, in Herczel. *Loc. cit.*, p. 330. — J. G..., 22 ans, de Paris. A 7 ans elle a eu la varicelle, à 9 ans la rougeole; depuis l'âge de 12 ans, menstruation souvent douloureuse. A 17 ans, bronchite, avec fièvre, amaigrissement de 8 kilogr. en 3 semaines; c'est à cette date qu'elle commence à souffrir dans la région rénale gauche ; urines purulentes avec crises douloureuses presque tous les mois et miction pénible. Cet état accompagné de faiblesse et d'inappétence dure 2 ans sans grand changement. Puis les douleurs augmentent, le ténesme vésical s'accentue, la douleur cuisante de la miction dure souvent des 2 ou 3 heures. En juin 1880, émission des caillots avec coliques néphrétiques gauches ; néanmoins mariage, en novembre 1880. Elle devient enceinte en mai 1881, souffre beaucoup du bas-ventre ; phénomènes de cystite avec quantité d'albumine, épithélium rénal et sang dans les urines. Accouchement normal en février 1882. En juin de la même année Guyon diagnostique : tuberculose urinaire. Pendant le printemps 1883, accès de fièvre avec frissons et règles douloureuses ; la menstruation s'arrête en mai et l'état général s'aggrave. A son entrée elle est très maigre. La région inguinale gauche est très sensible, le toucher vaginal très douloureux. Sensation de résistance dans la région lombaire gauche jusqu'au niveau de la crête iliaque. On ne sent pas distinctement le rein droit. Certain degré d'épaississement du bas-fond de la vessie, se prolongeant à gauche autour de l'utérus, vers la symphyse sacro-iliaque. Une ponction, avec un fin trocart, pratiquée dans la région lombaire gauche donne la sensation d'une masse ferme et non d'une cavité. L'aspiration ne donne issue qu'à une petite quantité de liquide sanguin renfermant quelques globules et débris graisseux. On ne trouve pas de bacilles de Koch.

Le cathétérisme vésical provoque une légère hématurie ; urines acides, purulentes, à dépôt formé de globules de pus et d'épithélium vésical. Peu d'albumine. Quantité : 1 litre à 1200 gr. par jour. Pas de trouble dans le dépôt. Pendant 12 jours la malade reste en observation, dans un état sensiblement le même.

Opération, 6 décembre 1883. — Diagnostic, pyonéphrose. Les muscles incisés, on tombe sur une tumeur fluctuante du volume d'un œuf, qui se vide par la ponction. Incision du rein ; le doigt pénètre jusque dans le bassinet, et reconnaît plusieurs cavités dont on détruit les cloisons ; on ne trouve pas de calcul, hémorrhagie insignifiante, lavage ; excision d'une partie des bords de l'abcès ; 2 drains dans la poche. Sutures partielles.

L'intervention ne donna pas l'amélioration espérée. Pendant la 1re semaine un peu de mieux, peu de température, état général un peu moins mauvais, urine très peu purulente. Mais bientôt tout bénéfice disparait. La dilatation de la fistule ne donne aucun résultat : la rétention de pus dans le rein devait être considérée comme la raison de l'infection, on se décide donc à la néphrectomie malgré le mauvais état général. 25 janvier 1884 : Incision de la cicatrice ; décortication du rein avec les doigts, facile, au cours de laquelle s'écoule une énorme quantité de pus épais et infect provenant de l'ouverture d'un abcès périnéphrétique, enkysté sous le diaphragme. Au cours de la dénudation du hile seulement une assez grosse branche de l'artère rénale se rompit provoquant une assez forte hémorrhagie qu'on arrêta momentanément par la compression digitale, sans pouvoir pincer l'artère. Le rein enlevé, on eut grand'peine à saisir et à lier l'artère. Lavage : 2 drains, tamponnement à la gaze iodoformée ; sutures cutanées.

Examen de la pièce. — Le rein renferme encore une certaine quantité de parenchyme en bon état, comme on pouvait le penser d'après la quantité d'urine émise par la fistule. Bassinet dilaté, sans pus : la néphrotomie avait donc rempli son but, l'abcès périnéphrétique, gros comme le poing qui existait sous le diaphragmé, était la cause de l'infection.

Suites. — Pendant quelques jours, hoquets, nausées, vomissements ; chute subite de la température : pendant la convalescence la malade n'eut que de temps en temps de très légères élévations ; pas de rétention purulente dans la plaie. Quantité d'urine pendant les 12 premiers jours : 36 gr., 184, 790, 810, 1020, 925, 1240, 1330, 1425, 1630, 1845, et enfin 2110 grammes ; pendant 2 mois un léger degré de polyurie continua, on trouvait dans le dépôt des globules de pus et quelques cellules d'épithélium vésical. L'albumine, jadis très abondante, tomba à de très faibles doses.

Le 31 janvier 1884 on retire le tampon de gaze iodoformée.

Constipation opiniâtre. 1re garde-robe le 6 février, elle donne une grande amélioration. Le 7, survient subitement, sans mouvements préalables, une hémorrhagie (environ 200 gr. de sang) par la plaie ; la malade était à ce moment couchée sur le dos ; on la couche sur le côté droit et le sang cesse de couler ; lavages pour entraîner les caillots. Tamponnement à la gaze ; pansement compressif. Le lendemain, seconde hémorrhagie plus forte ; on l'arrète encore par le décubitus latéral droit, position qu'on fit garder à la malade pendant plusieurs jours. Plusieurs fois on dut vider mécaniquement le rectum ; convalescence rapide cependant, faciès meilleur, embonpoint ; la malade n'a plus que du ténesme vésical revenant passagèrement.

Le 26 février les ligatures de soie tombent avec le pédicule. Le 2 mars la malade se lève ; le 15 mars l'induration à gauche et en avant de l'utérus a presque complètement disparu. Elle sort le 26 mars avec une fistule de 2 centim. de profondeur, fistule en entonnoir qui se cicatrise peu après, dans une station balnéaire. La malade mourut 3 ans après, le 12 janvier 1887, à Menton, de tuberculose pulmonaire.

Obs. 122. — *Guérison.* Clark. *Glasc. med. J.*, 1887, p. 321. — F., 24 ans. Début : 1 an. Néphrotomie ayant laissé persister une fistule. Néphrectomie, 27 août 1886. Le rein était rempli de cavernes.

Obs. 123. — *Guérison.* E. Kuester. *Berl. klin. Woch.*, n° 24, p. 549

(1890). — H..., 35 ans, fistule persistante après la néphrotomie. Guérison maintenue 4 ans après la néphrectomie secondaire faite en 1886.

Obs. 124. — *Mort*. Max Schede (obs. 18), *loc. cit.* — W..., 3 ans. L'enfant est pâle, à 39°, le ventre très gros avec un fort développement du système veineux de la paroi abdominale. Une tumeur, du volume d'une tête de fœtus, s'étend du bas-ventre à la région lombaire droite ; tumeur élastique et fluctuante. L'insufflation du gros intestin sous chloroforme montre qu'il se trouve en avant de la tumeur. Une ponction exploratrice ; liquide blanc jaunâtre qui renferme de nombreux globules blancs

L'urine est claire et ne renferme rien d'anormal. Je me décidai donc à pratiquer d'abord l'incision des poches kystiques, quitte à faire plus selon le cas. Je fis une longue incision, celle de Simon pour la néphrectomie, allant en arrière du péritoine jusque sur le kyste qui fut incisé et provisoirement fixé par 2 sutures sur chaque lèvre. Il s'écoula 800 gr. de liquide semblable à celui donné déjà par la ponction. Le doigt introduit dans le rein se trouve dans une poche très régulière dans laquelle on ne sent aucune trace de rein. Deux gros drains, lavage. Résultat excellent : la température tombe ; malheureusement une éruption scarlatiniforme due au sublimé, qui dura 3 jours avec fièvre, retarda la guérison. Néanmoins le 10 mars la température était normale. La plaie ne donnait que très peu de pus mélangé à l'urine. Dans ces conditions, pour hâter la guérison, je décidai d'extirper complètement le kyste que je considérais comme une pyonéphrose à poche unique. C'est ce qui fut pratiqué sans la moindre difficulté le 16 mars grâce à une incision transversale faite au-dessus de la première. En moins d'une demi-heure l'opération était terminée sans perte appréciable de sang L'urctère légèrement dilaté se laissa facilement cathétériser jusqu'au voisinage de la vessie ; mais sans qu'on pût réussir à pénétrer dans celle-ci. Aux extrémités supérieure et inférieure du kyste on trouve des restes insignifiants de parenchyme rénal avec des concrétions jaune rougeâtres dans les canalicules urinaires.

L'opération fut suivie pendant 15 jours d'une forte élévation thermique vespérale avec une température normale ou à peu près le matin; l'éruption qui avait reparu pendant quelques jours ne suffit pas pour expliquer cette fièvre. Elle finit par disparaître et la plaie était en parfait état jusqu'au 17 avril, date à laquelle il ne restait à sa partie supérieure, qu'une bande bourgeonnante large comme un doigt. Entre temps s'était formée une eschare qui força de laisser dès lors l'enfant dans un bain permanent, lequel provoqua à son tour un eczéma généralisé et qu'on dut suspendre le 17 avril. A ce moment l'eschare était en voie de guérison ; l'état général était satisfaisant ; mais une fièvre intermittente apparaît, des excoriations se forment au nez, une éruption aphteuse se montre à la bouche, sur la langue ; les gencives se fendillent et saignent (depuis la première éruption mercurielle pas trace de sublimé dans le pansement) ; pemphigus aux mains, aux pieds ; sueurs profuses.

Le 8 mai, dépôt blanchâtre sur les cordes vocales. Le 10 mai. Mort.

Autopsie. — Plèvre costo-diaphragmatique droite ; plaques nombreuses stratifiées en voie de caséification. Poumon droit, broncho-pneumonie. Ganglions bronchiques droits caséeux. Rate, tubercules miliaires. Péritoine, très nombreuses granulations miliaires. On avait trouvé après coup dans le rein droit enlevé des bacilles tuberculeux. Il s'agissait donc d'une pyonéphrose tuberculeuse, bien qu'au microscope on ne trouvât aucune lésion anatomo-pathologique caractéristique de la tuberculose. Rien au rein gauche.

Obs. 125. — *Guérison.* Kuester. *Berl. klin. Woch.*, 2 avril 1888. — H..., 38 ans. Un frère tuberculeux. En 1886 il a de la fièvre sans raison, et son état général se prend ; puis tumeur rénale gauche. Néphrotomie, sans l'améliorer ; 2° incision lombaire avec drainage. Vu en octobre 1887 ; cachexie, avec 2 fistules lombaires qui suppurent. L'urine sans pus ni bacilles ne vient que du rein droit. Une incision lombaire réunit les 2 fistules, découvre le rein qu'on enlève, opération laborieuse ; le péritoine 2 fois déchiré est suturé. Guérison radicale à part la persistance des 2 trajets fistuleux anciens ; en 2 mois, après l'opération il engraisse de 20 kilogr. Le rein enlevé était rempli de cavernes dans lesquelles on ne trouve pas de bacilles, mais des granulations tuberculeuses.

Obs. 126. — *Guérison.* Kuester. *Berl. klin. Woch.*, n° 24, 1890. — H..., 35 ans, très cachectique. Néphrotomie transpéritonéale avec contre-ouverture lombaire. La suppuration continue et le rein reste gros. Néphrectomie lombaire secondaire, très laborieuse, adhérences. Guérison maintenue. La tuberculose était manifestement primitive.

Obs. 127. — *Guérison.* Czerny, in E. Herczel. *Loc. cit.*, p. 345. — Fr. B..., 25 ans. Parents vivants en bonne santé. Il n'a jamais eu qu'une affection oculaire, sans doute tuberculeuse, à 11 ans. Au milieu de 1887, violentes douleurs dans la région sacrée avec irradiations dans le ventre, crises revenant irrégulièrement plusieurs fois par jour ou seulement tous les quelques jours, au repos comme pendant la fatigue, souvent assez violentes pour le forcer à se coucher, et durant en général de 15 à 30 minutes, rarement 2 heures, en même temps malaise, vomissements, sueurs froides. Depuis 3 mois, urines troubles, douleurs vésicales, miction toutes les 30 à 60 minutes avec sensation de brûlure et douleur dans le bas-ventre vers la fin. Pas de calcul.

C'est un fort garçon, blond, porteur d'une cicatrice de la cornée. Rien à la poitrine. On sent la pointe du rein droit ; en déprimant profondément la paroi abdominale on provoque de la douleur le long du trajet de l'uretère. Rien à la vessie. Urines très purulentes, acides, avec traces de sang et peu d'albumine ; pas de cylindres, peu d'épithélium pavimenteux. Urine de 900 à 2300 gr. ; il urine peu quand il n'a pas de crise, après les crises il urine plus de 2 litres.

Pendant qu'on le garde en observation jusqu'en juillet on peut se convaincre que les douleurs partant du rein suivent le trajet de l'uretère et ne sont calmées par rien, ce qui arrive à porter le diagnostic de pyélite calculeuse et à décider une intervention.

Opération, 24 août 1888. — Incision lombaire tranversale de 15 cent. : la capsule graisseuse ouverte, le côlon refoulé avec le péritoine, on ne découvre qu'avec difficulté le bassinet, qui est fixé avec deux fils et incisé en long. Sa cavité est dilatée, sa paroi épaisse, il renferme beaucoup de pus, sans odeur, sans calcul, sa surface est simplement rugueuse et par places comme incrustée, Au cours des recherches digitales dans le bassinet on le déchire un peu à son insertion sur le rein. Lavages. Iodoforme.

Drainage. Sutures à la soie.

Suites. — Pénibles. La fistule du bassinet n'a aucune tendance à se cicatriser. Pendant 9 mois, fréquents curettages du trajet et injections : l'urine ne coule pas par l'uretère bien qu'en fermant la fistule on puisse se convaincre de sa perméabilité. Bientôt polyurie du rein gauche, la fistule rénale donne plus du double d'urine que le rein droit. La vessie (rein droit) donne par jour de 560 à 750 gr. d'urine. D. 1025 à 1027. Cette urine est jaune foncé, à peu près de la coloration de l'urine de la fistule qui est cependant plutôt jaune paille. Par la fistule on a 12 à 1300 gr. d'urine. D. 1007 à 1009. Les 2 urines sont acides ; l'urine du rein droit contient souvent plus d'albumine que l'urine de la fistule. On trouve dans les 2 urines de nombreux globules de pus, souvent beaucoup d'hématies, jamais de cylindres, d'épithélium, ni de bacilles.

L'opéré ne souffrait plus, mais sa fistule le tourmentait, il perdait de l'albumine en quantité et avait le soir jusqu'à 40° sans que nous puissions expliquer cette fièvre. Il dépérissait. Czerny était convaincu de l'existence d'une tuberculose rénale ; mais considérant le rein droit comme malade, la néphrectomie ne lui souriait pas.

En juillet 1889, M. le pharmacien Renter analyse très rigoureusement les 2 urines, analyses qui démontrèrent que, à volume égal, l'urine de la vessie contient 4 fois plus d'urée que l'urine de la fistule, et que la quantité totale d'urine du rein droit donnait par jour 2 fois plus d'urée que la totalité de l'urine du rein gauche. Le rein droit suppléait donc le gauche.

Néphrectomie, 20 juillet 1889. — Incision oblique, dans l'ancienne cicatrice cutanée. Le doigt pénètre sur le rein qui est lisse et assez facilement décortiqué. Le rein ne peut sortir par la plaie musculaire qui doit être allongée en avant et en arrière. Le rein extirpé, il en reste un lambeau qu'on enlève aux ciseaux, ligature. Suture de l'uretère au catgut. Lavage au sublimé : sutures.

Examen de la pièce. — Le rein enlevé mesure 13 centim. sur 5 1/2 et 4. Surface assez lisse avec quelques ecchymoses ; à la coupe, coloration pâle du parenchyme rénal réduit à très peu de chose. Quelques pyramides avec la substance corticale qui leur correspond restent encore intactes vers la périphérie ; dans d'autres, dégénérescence caséeuse avec destruction des tubuli recti. Nombreuses pyramides sont ainsi en grande partie détruites ; dans deux la destruction atteint la couche corticale, elles sont transformées en abcès. Diagnostic microscopique : néphrite caséeuse tuberculeuse.

Suites. — Simples, sans réaction, ni fièvre ; le 7 août, la ligature élastique cède à une traction légère. Le 10 il se lève ; dès lors embonpoint, il sort avec une petite fistule en septembre. La quantité d'urine va en augmentant du jour de l'opération au 29 juillet, où elle atteint 2 litres. Cette légère polyurie persiste. On a eu du 20 au 31 juillet : 20 juillet, 360 gr. ; 21 juillet, 940 gr. ; 22 juillet, 1070 gr. avec 2 gr. 875 0/0 d'urée ; 29 juillet, 2 litres ; 31 juillet, 2 litres avec 1 gr. 3125 0/0 d'urée. L'urine contient longtemps encore de l'albumine, il y en avait encore un peu à la sortie.

Dans le dépôt, corpuscules de pus, sans globules rouges, ni cylindres.

OBS. 128. — *Guérison.* CONNEL WHIPPLE (de Plymouth). *Lancet*, 17 mai 1890. — S..., 39 ans, tumeur dans le flanc gauche; depuis 9 mois il éprouve dans le côté gauche de très vives douleurs; pas de symptômes de coliques néphrétiques, ni de calculs; pas de fréquence de la miction. Depuis le mois de juin il ne travaille plus, il a eu récemment une fièvre typhoïde. Après les douleurs, une tumeur s'est montrée. A ce moment, pas encore de fréquence.

Homme fortement charpenté, très émacié, fiévreux. On trouve dans l'hypochondre gauche une tumeur saillante allant de l'ombilic et du rebord costal à la crête des apophyses épineuses et à la fosse iliaque ; matité ; fluctuation très manifeste surtout en arrière. Rien aux poumons, au cœur, au rein droit, ni aux testicules. Langue sèche : soif vive. Urines avec des traces de pus.

15 décembre 1889. Incision lombaire verticale jusque dans un vaste abcès rétro-péritonéal qui est lavé. Le doigt sent le rein gros et fluctuant. Il est ponce tionné, il s'écoule du pus, il est alors incisé, une grande quantité de pus s'écoule encore. La cavité rénale ouverte communique avec plusieurs autres cavernes : lavage, drainage. L'état général s'améliore ; mais les cavernes continuent à sécréter abondamment; le pansement fait chaque jour et l'introduction du drain sont très douloureux. L'urine est claire : elle ne s'écoule pas par la plaie lombaire. La néphrectomie fut jugée nécessaire. Le 9 janvier 1890, on ajoute à l'incision primitive, une seconde incision qui part de l'extrémité inférieure de la première, pour se diriger en avant. On aperçoit le rein, dans sa grande cavité périnéphrétique largement ouverte, décortication avec le doigt, au cours de laquelle on ouvre de nombreuses cavernes superficielles. Le rein enlevé, la poche est lavée et essuyée à l'iodoforme. Suture. Drainage. L'opération a duré 1 heure. Pendant une demi-heure l'opéré reste dans le collapsus ; injections sous-cutanées d'éther et de brandy; thé alcoolisé.

Examen de la pièce. — La surface du rein est pâle, sauf au niveau du bord convexe qui formait une partie de la poche périnéphrétique. A la coupe, on ne distingue plus rien du rein; le hile est perdu dans une gangue scléro-graisseuse, pas trace de pyramide. Le rein entier forme une série de cavernes à diverses périodes. Quelques-unes des cavernes superficielles se sont ouvertes au cours de la décortication. Au bord convexe une grande poche communique avec de petites cavernes drainées à la première intervention, les parois des cavernes sont formées de tissu pâle, scléreux, rugueux après lavage.

Suites. — Amélioration immédiate. Urines assez abondantes, acides, sans pus, ni albumine. La poche granule. A sa sortie le 6 avril, il est guéri. Actuellement, le 25 avril il est gras et sans signes de tuberculose.

OBS. 129. — *Mort.* SCHUCHARDT (de Stettin), 20e *Congrès allemand de chirurgie*, 1891. — F..., 45 ans, cystite depuis quelques semaines, fièvre, pyonéphrose droite. Le 9 septembre 1890, néphrotomie lombaire. T. tombe, cystite persiste. Pas de troubles dans les urines.

Des injections de tuberculine ne font qu'aggraver l'état général. 27 fév. 1891, *néphrectomie*, le rein a diminué de volume, la fistule lombaire est fongueuse, bacilles dans l'urine. Le pédicule est très difficile à former.

Suites, normales pendant 3 jours, puis la diurèse diminue, l'anurie survient. Mort le 10e jour, avec des symptômes d'urémie et de l'hypothermie.

AUTOPSIE. — Plaie en bon état ; rein gauche : hypertrophie compensatrice et concrétions dans le bassinet. Rein droit, bassinet dilaté, substance corticale très amincie, tubercules miliaires, dégénérescence caséeuse de la muqueuse du bassinet. Pas de lésions ailleurs.

On trouve dans le pus rénal des bacilles et des cellules géantes pénétrées par places de leucocytes, qui sont très nombreux.

OBS. 130. — *Guérison*. Due à l'obligeance de M. le Dr GERSUNY (de Vienne). Inédite. — H. A.., jeune fille de 22 ans à qui on avait pratiqué il y a 3 ans, à Odessa, une néphrotomie du côté gauche pour une pyélonéphrite tuberculeuse. Depuis, malgré la persistance de sa fistule lombaire, elle souffre toujours, surtout par crise, par rétention rénale. État général médiocre, malade pâle, maigre, sans force, présentant quelques râles dans les poumons.

Néphrectomie secondaire, 3 mai 1891. — Le rein est de petit volume ; il renferme plusieurs cavernes tuberculeuses. Elle a quitté l'hôpital, guérie, le 26 juin 1891. Son état général est bon, elle ne souffre plus, elle conservait encore un très court trajet fistuleux donnant très peu de sécrétion.

OBS. 131. — *Mort*. Due à l'obligeance de M. le Dr GERSUNY (de Vienne). Inédite. — F..., de 50 ans, souffrant depuis 8 mois et présentant depuis la même époque, à peu près, une tumeur du rein droit. Urines purulentes, très chargées de débris caséeux. Etat général grave, anémie prononcée.

Néphrotomie, 24 octobre 1891. — Amélioration rapide ; la malade refuse la néphrectomie secondaire et quitte l'hôpital. Elle y rentre en décembre avec de la fièvre ; la tumeur rénale a peu diminué, la fistule lombaire persiste donnant beaucoup de pus, les urines restent très purulentes.

Néphrectomie, 13 décembre 1891. — Mort en quelques heures. Le rein droit enlevé était franchement tuberculeux.

A l'autopsie on trouva dans le gauche de la pyélite calculeuse ; plusieurs calculs dont le plus gros pesait 30 gr.

OBS. 132. — *Néphrectomie abdominale secondaire. Guérison.* — J. K. THORNTON. *Trans. of the Royal med. Chir. Soc.*, 1889. — F..., 26 ans. Néphrotomie lombaire, 4 février 1882. Néphrectomie : incision de Langenbuch, 11 mars 1882. Suture de l'uretère à la plaie abdominale ; drainage lombaire et abdominal. Guérison. Perdue de vue actuellement (1889).

OBS. 133. — *Guérison*. G. R. LUCAS. *Lancet*, 1880, vol. I, et Th. BRODEUR. — H..., 36 ans. Début : 6 ans. Néphrotomie il y a quelques mois. Néphrectomie sous-capsulaire gauche : hémorrhagie secondaire arrêtée.

OBS. 134. — *Guérison*. BAKER. *Brit. med. J.*, 1881, vol. I, et Th. BRODEUR. — Fille de 8 ans. Pyélite depuis quelques mois ; diagn. pyélite calculeuse. Néphrotomie 3 mois avant néphrectomie sous-capsulaire.

OBS. 135. — *Mort*. BARWELL. *Brit. med. J.*, 1881, vol. I, p. 642, et Th. BRODEUR. — F..., 16 ans. Début ancien. Néphrotomie sans grand résultat, quelques mois avant. Mort le 6e jour.

OBS. 136. — *Mort*. WRIGHT. *Brit. med. J.*, février 1885, p. 428, et Th. BRODEUR. — H..., 19 ans. Début par douleurs rénales. Incision lombaire exploratrice négative, 2 mois avant la néphrotomie, suivie de peu de résultat. Cystotomie. Néphrectomie 8 mois après l'ouverture du rein. Mort le 10e jour : tuberculose pulmonaire et du second rein.

OBS. 137. — *Mort*. TUFFIER, in ROBINEAU-DUCLOS. Th. Paris, 1891. — F..., 34 ans. Oblitération chirurgicale de la fistule au bout de 3 mois. Néphrectomie 2 mois après et mort en 3 jours ; pas d'autopsie.

OBS. 138. — *Mort*. TUFFIER, in Th. THOMAS. Obs. XIII, Paris, 1891. — F..., 36 ans. Début vésical : 4 ans. Tumeur rénale gauche. Néphrotomie en novembre 1889 : grande amélioration ; fistule persistante. Néphrectomie sous-capsulaire en janvier 1891. Mort 2 mois après : tuberculose pulmonaire et du second rein.

OBS. 139. — *Guérison*. TUFFIER. *Bull. Soc. anat.*, Paris, 1891, p. 676. — H..., 18 ans. Début : 5 ans, par douleurs rénales. Tumeur rénale droite : urines normales. Néphrotomie, 28 septembre 1891. Néphrectomie secondaire sous-capsulaire, 10 novembre. Oblitération de l'uretère.

INDEX BIBLIOGRAPHIQUE

Albarran (J.). — *Tumeurs de la vessie. Cystoscopie*, p. 221. Paris, 1892.— *Soc. biologie*, 29 juin 1889. — *Bull. méd.*, 27 mai 1891.

Baker. — *Brit. med. J.*, vol. I, 1881.

Bantock. — *Brit. med. J.*, 1884, p. 1261.

Bardenheuer. — *Mittheilungen aus dem Kölner Bürgerhospital*, 1890.

Barker (E.). — *Lancet*, 24 janv. 1885.

Barlow. — *Lancet*, 1er avril 1882.

Barwell. — *Brit. med. J.*, 1881, vol. I, p. 642.

Belfield. — *Med. Rec.*, mai 1887.

Bergmann. — *Berl. klin. Woch.*, 1885, nos 46, 47, 48.

Bierry. — *Tuberculose primitive des voies urinaires*. Th. Paris, 1878.

Boulay. — *Néphrectomie*. Th. Paris, 1880.

Boursier. — *Tuberculose de la vessie*. Th. Paris, 1886.

Brodeur. — *Interv. chir. dans les mal. des reins*. Th. Paris, 1886.

Bruce Clarke. — *Diseases of the Kidney*. Lond., 1886.

Bryant. — *Lancet*, juillet et août 1870.

Bureau. — *Trait. chir. des pyonéphroses*. Th. Paris. 1890.

Cabot. — In Newmann.

Canac. — *Journ. méd. de Bordeaux*, 31 avril 1884.

Cayla. — *De la tuberculisation des org. gén.-urin.* Th. Paris, 1887.

Chauffard. — *Bull. Soc. anat.*, 1880. — *Prog. méd.*, 1881, p. 201.

Chevalier. — *Interv. chir. dans les tumeurs des reins*. Th. Paris, 1891.

Clark. — *Glasc. med. J.*, 1887, p. 321.

Coats. — In Catalogue of the Western Infirmary Museum, in Newmann. *Loc. cit.*

Coffin. — *Rein tuberculeux*. Th. Paris, 1890.

Cole. — *Brit. Med. J.*, 1882, p. 802.

Congrès français de chirurgie, in *Rev. Chir.*, 1889, p. 883.

Mac Cormac. — *Lancet*, 8 fév. 1890.

Cornil et **Brault.** — *Path. du rein*. Paris, 1884.

Cornil et **Ranvier.** — *Manuel d'histol. path.* Paris, 1884.

Coupland. — *Trans. of path. Soc. of Lond.*, 1887, p. 408.

Czerny. — In Herczel.

Dandridge. — *Cincin. Lancet*, 1883, p. 571.

Dickinson. — *On renal and urinary affections*. Lond., 1885, t. III.

Douillet. — Th. Lyon, 1887.

Dubuc. — *Union méd.*, 1881, p. 53.

Duncan (J.). — *Edinb. med. and Surg. J.*, 7 juil. 1889.

Durand-Fardel. — Th. Paris, 1886.

Eichhorst. — *Corr. blatt. f. schw. Aerzte*, 1887, p. 242.

Elder. — *Lancet*, 7 oct. 1882.

Fenwick. — *Trans. of path. Soc. of Lond.*, 1887, p. 186. — *Lancet.*, 18 sept. 1886.
Furbringer. — *Mal. des org. gén.-urin.* Trad. française, t. II, Paris, 1892.
Gardner. — *Austr. med. J.*, 15 avril 1886.
Gaultier. — *Tuberculose rénale primitive.* Th. Paris, 1882.
Gill-Wylie. — *Philad. med. Times*, XIV, n° 416, p. 114.
Gluck. — *Centr. f. Chir.*, 10 déc. 1881.
Godlee. — *Practitioner*, oct. et nov. 1887.
Golding Bird. — Clin. Soc. of Lond. In *Lancet*, 1er avril 1882.
Goodridge. — *Brit. med. Journ.*, juill. 1882.
Goodhart. — *Med. Times and Gaz.*, 1882, p. 395. — *Lancet*, 1er avril 1882.
Gross. — *Amer. J. of the med. Sc.*, juill. 1885.
Grunfeld. — *Wien. med. Presse*, 1876, nos 27 et 28.
Guëterback. — 14e Congrès de la Soc. allem. de Chir., 1885. — In *Sem. méd.*, 9 avril 1885.
Guyon. — *Affections chirurgicales des reins.* Paris, 1891. — *Congrès français de chir.*, 1889. — *Ann. des mal. des org. gén.-urin.*, *passim.* — *Leçons clin. Voies urinaires*, 1885.
Guyon et **Albarran.** — *Ann. des mal. des org. gén.-urin.*, fév. 1891.
Habershon. — *Lancet*, 31 janv. 1880.
Hallé (N.). — *Urétérites et pyélites.* Th. Paris, 1887.
Harrisson. — *Lancet*, 18 août 1885.
Heath. — *Brit. med. Journ.*, 1882, p. 100.
Hegar. — *Operat. Gyn.*, 1874, p. 456.
Heineman. — *Med. Rec.*, 26 janv. 1884.
Herczel. — Ueber Nierenexstirpation. *Beit. zur klin. Chir.*, 1890, p. 319 et 485.
Irsaï. — *Wien. med. Presse*, 1884.
Israël. — Ueber Nierentuberculose. *Deutsch. med. Woch.*, 1890, n° 31. — Ueber die Beziehungen der Syphilis zur Nierenchirurgie. *Deutsch. med. Woch.*, 1892, n° 1.
Janeway. — *N. Y. Country med. Assoc.*, 18 janv. 1887.
Jowers. — *Lancet*, 1884, p. 13.
Kidd. — *Med. Times and Gaz.*, 1883, p. 268, et *Trans. of the Path. Soc. of London*, 1888, p. 185.
Kœnig. — 14e congrès de la Soc. allemande de Chirurgie, in *Sem. méd.*, 9 avril 1885.
Kœrte. — *Berl. klin. Woch.*, 1891, p. 658.
Kuester. — *Berl. klin. Woch.*, 1890, p. 549.
Lancereaux. — Article Rein, in *Dict. des Sc. méd.*, 1876. — Tub. des reins. *Sem. méd.*, 1891, p. 450.
Lange. — *Med. News*, 1886, p. 70.
Legueu. — *Calculs du rein et de l'uretère.* Th. Paris, 1891.
Lécorché. — *Mal. des reins.* Paris, 1885.
Le Dentu. — *Affect. chir. des reins*, Paris, 1889.
Lister. — *Lancet*, 1er avril 1882.
Liouville. — *Bull. Soc. anat.*, 1871, p. 285.
Lober. — *Bull. méd. du Nord*, 1881, p. 468.
Lucas (C.-R.). — *Lancet*, 1880, vol. I, et 1er avril 1882. — *Brit. med. Journ.*, 1883, p. 611.
Lyttle. — *N. Y. med. Journ.*, 20 juin 1885.
Madelung. — Ueber die operative Behandlung der Nierentuberkulose. *Arch. f. klin. Chir.*, 1891, p. 251.
Mandach. — *Centr. f. Chir.*, 1884, n° 35, et *Corresp. f. schweiz. Aerzte*, 1884.
Maltakowski. — *Gaz. Lekarska*, 1888, n° 1.
Marsh. — *Lancet*, 1888, p. 469.

Martin. — *Berl. klin. Woch.*, 1890, n° 24.
May. — *Brit. med. Journ.*, 1883, p. 438.
Miller. — In NEWMANN et *Edinb. med. Journ.*, 1888, p. 1068.
Monod. — *Ann. des mal. des org. gén.-urin.*, nov. 1889.
Morris. — *Surgical diseases of the Kidneys*, Lond., 1885. — *Meeting of the Brit. med. Assoc.*, 15 août 1889. — *Lancet*, 14 fév. 1885.
Von Muralt. — *Corresp. bl. f. schw. Aerzte*, 15 avril 1887.
Nepveu. — *Arch. gén. de méd.*, 1875, p. 191.
Newmann. — *Surgical diseases of the Kidney*, Lond., 1888.
Nitze. — *Ueber Kystoscopie*, 1889, p. 171.
Ollier. — 2° Congrès franç. de chir., Paris, 1887, p. 148, — et Assoc. fr. pour l'avancement des sc., in *Sem. méd.*, 1883, p. 223; 1885, p. 298.
O'Reilly. — *Brit. med. Journ.*, 1883, vol. I.
Otis. — *Bost. med. and Surg. Journ.*, oct. 1887.
Pawlick. — *Glasc. med. Journ.*, juillet 1885, — et *Wien. med. Presse*, 1886, n° 44.
Pérez. — *Exploration des uretères*. Th. Paris, 1888.
Peters. — *N. Y. med. Journ.*, nov. 1872.
Polk. — *N. Y. med. Journ.*, 17 fév. 1883.
Pollock. — *Brit. med. Journ.*, nov. 1887.
Pousson. — *France méd.*, 29 janv. 1884.
Pousson. — *Bull. Soc. anat.*, juin 1882.
Raffa. — *Centr. f. Chir.*, 1881.
Rayer. — *Traité des mal. des reins*, 1841, t. III.
Récamier. — *Rapports du rein*. Th. Paris, 1889.
Reeves. — *Lancet*, 1er avril 1882.
Reilly. — *Med. Rec.*, 1889, p. 287.
Ris. — Zur Nierenchirurgie. *Beit. zur klin. Chir.*, 1890, p. 135.
Rivière. — *Lyon médical*, 28 fév. 1892.
Roberts. — *Amer. Journ. med. Soc.*, avril 1883, et *Trans. Am. Surg. Assoc.*, 1885, p. 518.
Robineau-Duclos. — *Chirurgie du rein*. Th. de Paris, 1891.
Rockwell. — *N. Y. med. Journ.*, 10 janv. 1885.
Rosenstein. — *Centr. f. med. Wissen.*, 1883, p. 65 et 145.
Max Schede. — *Nierenexstirpationen*, Hamburg, 1889.
Schneller. — Th. Paris, 1891.
Schmidt. — *Centr. f. Chir.*, 1888, n° 48.
Schuchart. — 20e *Congrès de la Soc. Allem. de Chir.*, 1891.
Silbermann. — *Berl. klin. Woch.*, 1883, n° 34.
Thos. Smith. — *Lancet*, 1er avril 1882.
Lawson Tait. — *Birm. med. Rev.*, sept. 1885.
Tapret. — *Archives gén. de méd.*, 1878-1879.
Terrier. — *Revue de Chir.*, mai 1877.
Terrillon. — *Ann. des mal. des org. gén.-urin.*, 1888, p. 739.
Thomas. — *Abcès tuberculeux périnéphrétiques*. Th. Paris, 1891.
Thornton. — *Lancet*, 1er avril 1882. — *Med. Chir. Trans.*, LXXII, p. 289. — *Med. Times and Gaz.*, 4 juill. 1885. — *Surgery of the Kidney.*, Lond., 1889.
Tscherning. — *Centr. f. Chir.*, 1884, n° 42.
Tuchmann. — *Wien. med. Woch.*, 1874, n° 20.
Tuffier. — *Gaz. hebd. de méd. et chir.*, 9 mai 1891. — *Sem. méd.*, 1892, p. 117. — *Traité de Chirurgie de Duplay et Reclus.*, t. VII. — *Arch. de méd.*, mai 1892.
Vecchi. — *Centr. f. Chir.*, 1883, p. 95.

Verneuil. — *Rev. de Chir.*, 1886, p. 122.
Voillemier et **Le Dentu**. — *Mal. des voies urinaires*, 1881.
Volkmann. — 14e Congrès de Soc. allem. de Chir., in *Sem. méd.*, 1885, p. 156.
Whipple-Connel. — *Lancet*, 1890, p. 1070.
Windle. — *Lancet*, 1883, p. 101.
Wright. — *Brit. med. Journ.*, 1885, p. 428.

TABLE DES MATIÈRES

IMPRIMERIE LEMALE ET Cie, HAVRE

A LA MÊME LIBRAIRIE

IMPRIMERIE LEMALE ET Cie, HAVRE

www.ingramcontent.com/pod-product-compliance
Ingram Content Group UK Ltd.
Pitfield, Milton Keynes, MK11 3LW, UK
UKHW021120220726
13924UKWH00004B/1834

9 782019 665210